La Curación
ENERGÉTICA

El misterio de la sanación con las manos

Si este libro le ha interesado y desea que lo mantengamos
informado de nuestras publicaciones, puede escribirnos a
comunicacion@editorialsirio.com,
o bien registrarse en nuestra página web:
www.editorialsirio.com

Título original: THE ENERGY CURE
Traducido del inglés por Antonio Cutanda Morant
Diseño de portada: Editorial Sirio, S.A.

©   de la edición original
    2010, William Bengston y Sylvia Fraser

    Publicado en español según acuerdo con Westwood Creative Artists

©   de las fotografías
    William Bengston

©   de la presente edición
    EDITORIAL SIRIO, S.A.

EDITORIAL SIRIO, S.A.	NIRVANA LIBROS S.A. DE C.V.	ED. SIRIO ARGENTINA
C/ Rosa de los Vientos, 64	Camino a Minas, 501	C/ Paracas 59
Pol. Ind. El Viso	Bodega nº 8,	1275- Capital Federal
29006-Málaga	Col. Lomas de Becerra	Buenos Aires
España	Del.: Alvaro Obregón	(Argentina)
	México D.F., 01280	

www.editorialsirio.com
sirio@editorialsirio.com

I.S.B.N.: 978-84-16233-00-7
Depósito Legal: MA-1353-2014

Impreso en los talleres gráficos de Romanya/Valls
Verdaguer 1, 08786-Capellades (Barcelona)

Impreso en España

William Bengston

La Curación
ENERGÉTICA

El misterio de la sanación con las manos

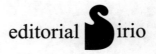

editorial Sirio

Este libro está dedicado a todas aquellas personas que han ensanchado las fronteras intelectuales a través de una rigurosa investigación científica.

Mientras intento aliviar a mis pacientes, tengo la impresión de que mis manos tuvieran una extraña propiedad para extraer y apartar dolores e impurezas diversas de las zonas afligidas.

HIPÓCRATES,
padre de la medicina

Una verdad científica nueva no triunfa porque convenza a sus oponentes y les haga ver la luz, sino porque sus oponentes terminan muriendo y una nueva generación crece familiarizada con ella.

MAX PLANCK,
padre de la física cuántica

AGRADECIMIENTOS

Conocí a Sylvia Fraser en un taller que yo estaba impartiendo en Toronto. Se había enterado de la existencia del taller gracias a un amigo común, sociólogo, llamado Ted Mann. Alguien me advirtió que tuviera cuidado con lo que decía porque «quizás haya un periodista entre el público», si bien yo no estaba muy seguro de por qué debía preocuparme. En cualquier caso, antes de comenzar la charla, Sylvia se presentó y me preguntó si me parecía bien que grabara el taller. Le dije que no había inconveniente. Alrededor de una hora después de haber iniciado la presentación, mencioné al público asistente que los datos que estaba a punto de exponer aún no habían sido publicados, pidiéndoles por tanto la máxima discreción. El siguiente sonido que oí fue el clic de Sylvia al apagar su magnetófono. Aquello me impactó.

Unas cuantas semanas después del taller, Sylvia vino a verme con la oferta de escribir juntos un libro sobre mi «historia». Me dijo que creía que era importante hacerlo; que yo «podría» escribirlo, pero que probablemente no lo haría. También comentó que si lo redactaba en mi habitual estilo académico, no lo leería nadie. Y así se inició nuestra relación literaria.

Ha sido una maravillosa relación. Sylvia es una profesional excelente. Además de sus evidentes talentos como artífice de la palabra (tiene once libros publicados), es una persona con una gran capacidad de concentración, detallista y persistente. Las muchas horas de entrevistas que pasamos juntos no solo se me hicieron llevaderas, sino que me resultaron además agradables. Su dominio de la multitud de detalles y fechas que iban surgiendo a medida que le dábamos forma al libro era, cuando menos, impresionante. Si alguna vez necesito saber algo de mí mismo... bueno, ya sé a quién recurrir. De ahí que, nos lleve adonde nos lleve esta aventura, habrá que reconocer a Sylvia como el agente impulsor de este libro. Le estoy profundamente agradecido por su integridad y su compromiso con la investigación que describimos en este libro.

Son tantas las personas que han compartido el viaje de descubrimiento que se relata en esta obra que sería imposible darles el adecuado reconocimiento a todas. De ahí que pida disculpas de antemano a todas aquellas a las que haya omitido y que pida perdón a aquellas otras que he mencionado pero que hubieran preferido el anonimato. Aquel a quien debo el más evidente reconocimiento es Bennett Mayrick, quien, a pesar de las ocasionales turbulencias que se relatan aquí, se halla entre las personas que más influencia han ejercido en mi vida. Su talento y su singularidad han tenido un efecto profundo y perdurable en mí. Recientemente establecí contacto de nuevo con el hijo de Ben, Stuart, quien generosamente me iluminó sobre aspectos que yo desconocía de su padre. También debo expresar mi aprecio a todos aquellos que fueron tratados con las técnicas de las que se habla en este libro. Hemos cambiado sus nombres, y los de unas cuantas personas más, a fin de proteger su privacidad, pero su coraje ha sido una fuente de inspiración para mí y me ha permitido comprender las complejidades del mundo de las medicinas alternativas.

Me gustaría dar las gracias encarecidamente a todas aquellas personas que me ayudaron en mi búsqueda de datos e informes, los cuales considero elementos fundamentales de esta historia. Yo me introduje en la investigación sobre la sanación tras la lectura del increíble y vanguardista trabajo de Bernard Grad. Todos los que investigamos en cuestiones de salud deberíamos estar eternamente agradecidos a este hombre por el sendero que abrió desde la Universidad McGill, enfrentándose a una tremenda oposición. Para mí será siempre el «gran Grad», además de mi amigo y defensor.

Dave Krinsley, geólogo y también amigo, puso en marcha y financió los primeros experimentos sobre el cáncer de los que damos cuenta en este libro. Sin él, mi relato sería muy diferente. También fue Dave Krinsley quien me introdujo en la Sociedad para la Exploración Científica, que se ha convertido en la base central a partir de la cual he dado a conocer mi actual investigación. Esta sociedad, fundada hace varias décadas por algunos científicos de vanguardia, sigue siendo un oasis para aquellos científicos serios que no temen abordar el estudio de las anomalías con unos métodos rigurosos. Peter Sturrock (astrofísica, Universidad de Stanford), Bob Jahn (ingeniería, Universidad de Princeton) o Ian Stevenson (psiquiatría, Universidad de Virginia), por citar a algunos de sus fundadores, son modelos a imitar por su valentía científica. Siendo ya eminentes en disciplinas tradicionales, no tuvieron miedo de empujar un poco más allá las fronteras de la ciencia.

Me resulta difícil expresar el soplo de aire fresco que la Sociedad para la Exploración Científica ha supuesto para mí y para cientos de profesionales más. En sus reuniones anuales me he enriquecido con los desafíos y el aliento de muchas de estas personas, entre las que se encuentran (por orden alfabético) Marsha Adams, Imants Baruss, Henry Bauer, K. C. Blair, Richard Blasband, John Bockris, Stephen Braude, Courtney Brown, Eugene Carpenter, Adam Curry, James DeMeo, York Dobyns, Larry Dossey, Brenda Dunne, Tom Dykstra, Laurence Fredrick, Bruce Greyson, Jay Gunkelman, Bernard Haisch, Nand Harjani, Luke Hendricks, Elissa Hoeger, Patrick Huyghe, Robert Jahn, Joie Jones, David Krinsley, Yury Kronn, Dave Leiter, John MacLean, Ted Mann, Francesca McCartney, Carl Medwedeff, Garret Moddel, Margaret Moga, Roger Nelson, Jan Petersen, Rosemarie Pilkington, Dean Radin, John Reed, Glen Rein, Beverly Rubik, Lev Sadovnik, Savely Savva, Rupert Sheldrake, Richard Shoup, Nancy Smoot, Peter Sturrock, Maria Syldona, Charles Tolbert, Chantal Toporow, Mark Urban-Lurain, John Valentino, Harald Walach, Mike Wilson y Bob Wood. Gracias a todos. Mi única esperanza es que yo os haya podido aportar algo a cambio.

La investigación de la que damos cuenta en ese libro ha sido patrocinada por diversas instituciones. Por orden temporal, me gustaría dar las gracias al Queens College de la Universidad Metropolitana de Nueva York, coordinado por Dave Krinsley y Marv Wasserman; al St. Joseph's College, coordinado por Carol Hayes; a la Universidad Estatal de Arizona, coordinada por Dave Krinsley; al Centro Médico de la Universidad de Connecticut, coordinado por Pramod Srivastava, y a la Facultad de Medicina de la Universidad de Indiana, coordinada por Margaret Moga y Roy Geib. Obviamente, vayan también las gracias a los estudiantes voluntarios escépticos que vieron tambalearse su visión del mundo merced a la investigación.

Dedico especialmente mi agradecimiento al St. Joseph's College de Nueva York. En unos tiempos en que la ortodoxia científica reina suprema y los investigadores pueden verse excluidos por el hecho de cuestionar el statu quo, el St. Joseph's College ha apoyado en todo momento mis esfuerzos. Aunque alguien pueda verme como un tanto excéntrico debido a mis intereses de investigación, la administración de este centro me ha apoyado con años sabáticos y con pequeñas subvenciones al profesorado, reduciendo incluso mis cargas docentes. Mi departamento, un tanto peculiar por derecho propio, también ha sido tolerante y me ha ofrecido un inmenso apoyo. Les estoy muy agradecido por su generosidad colectiva.

A nivel personal, me gustaría destacar también a Don Murphy, un biólogo amigo mío, que trabajó en los Institutos Nacionales de Salud y que posee una extraña combinación de inteligencia, integridad y apertura mental. Los desinteresados consejos que me ha dado en los últimos años han sido inapreciables. Hemos publicado juntos un artículo sobre la cuestión de si la sanación se puede enseñar y colaborado en varios proyectos de investigación de los que daremos cuenta en un futuro próximo.

En el frente doméstico, me gustaría agradecer a mis chicos, Brian y Liz, que hayan soportado, incluso que hayan estimulado, las pasiones de su peculiar padre. Y lo mismo digo de mi hermana y mi hermano, de sus parejas y sus familias.

Finalmente, en el nivel más personal, me gustaría dedicar este libro a mi esposa, Joann, mi musa intelectual, mi primera fan y mi mejor amiga. Ella es el amor de mi vida.

WILLIAM BENGSTON

La vanguardista investigación que se expone en este libro, la fascinante historia y la carismática voz pertenecen, todas ellas, a Bill Bengston. Mi trabajo, con el que he disfrutado mucho, ha consistido en hacer llegar esta obra seminal al máximo público posible y de la forma más oportuna posible.

Crucial en este empeño han sido Bruce Westwood, Carolyn Forde y Natasha Daneman, de Westwood Creative Artists; Linda Pruessen, editora jefe de Key Porter Books; la editora adjunta Carol Harrison, y el resto del equipo de Key Porter.

Quiero dar las gracias especialmente a Anna y Julian Porter por su apoyo, sus consejos y su perdurable amistad.

SYLVIA FRASER

INTRODUCCIÓN

Durante los últimos treinta y cinco años he tratado con éxito muchos tipos de cáncer —de hueso, de páncreas, de mama, cerebral, de recto, linfático, de estómago, leucemia...—, así como otras enfermedades, utilizando en todas ellas una técnica práctica que es indolora, no invasiva y que no tiene efectos secundarios. Hasta donde yo sé, ninguna de las personas a las que he sanado ha experimentado recaída alguna.

La efectividad de este tratamiento ha quedado repetidamente demostrada en diez experimentos controlados con animales, llevados a cabo en cinco laboratorios médicos y biológicos universitarios por parte de investigadores entrenados y escépticos. Aunque mi primera respuesta ante la validez de la sanación a través de las manos fue de incredulidad, la acumulación de datos científicos replicables llegó finalmente a imponerse sobre mi desconfianza, convirtiéndome en un escéptico frustrado.

Por vocación y formación soy profesor de sociología en el St. Joseph's College de Nueva York. Y, aunque intento mantener mis dos vidas por separado, es inevitable que haya filtraciones.

Hace alrededor de veinticinco años tenía a dos alumnas que sobrepasaban los cuarenta, que habían dedicado su vida a los hijos y que habían decidido volver a los estudios para obtener una licenciatura. En una estremecedora coincidencia, estas dos alumnas, Laurie y Carol, recibieron al mismo tiempo el mismo diagnóstico sombrío: ambas tenían un cáncer de mama y linfático que había hecho metástasis, lo cual significaba que los tumores se estaban difundiendo por sus cuerpos. A las dos les comunicaron sus respectivos médicos que su enfermedad, si no recibían tratamiento, las llevaría a la muerte en el plazo de cuatro meses.

Ambas mujeres estaban casadas con hombres de éxito profesional y mentalidad conservadora que esperaban de ellas que tomaran el rumbo médico tradicional, lo cual significaba radioterapia y quimioterapia. Laurie, que siempre había sido muy extrovertida y persistente, había oído hablar de mis habilidades sanadoras. Contra todo consejo, optó por ponerse en mis manos. Yo ya había descubierto su carácter batallador en nuestro primer encuentro, con su agotadora insistencia para que la admitiera en uno de mis cursos de sociología, a pesar de carecer de los créditos requeridos. Ahora estaba incluso más decidida aún a optar por la sanación a través de las manos, opción que anteponía a la dureza de la quimioterapia.

Durante dos meses estuve tratando a Laurie seis días a la semana, en ocasiones durante varias horas en un mismo día.

El proceso fue tan intenso que me salieron unos alarmantes bultos en las axilas y en la zona de las ingles, hinchazones que desaparecieron cuando me desconecté físicamente de ella.

Los exámenes médicos habituales que le iban realizando sus médicos, a base de rayos X, análisis de sangre y TAC (imágenes corporales tridimensionales), demostraron que sus tumores se estaban reduciendo, hasta que, con el tiempo, desaparecieron. Para entonces ya habíamos pasado por la desagradable experiencia de asistir al funeral de Carol.

Laurie y yo hemos llegado a celebrar el quinto y el décimo aniversario de su liberación de los últimos rastros del cáncer. Seguimos en contacto esporádicamente, y su marido, que al principio se oponía a mis tratamientos, es ahora un amigo y partidario de mis propuestas.

Según mi experiencia, las personas con mejor pronóstico para la curación son las más jóvenes y las que tienen los cánceres más agresivos. Ryan era un niño de cuatro años, precioso y muy inteligente, al que le encantaban los trenes. De hecho, podía recitar de memoria las paradas de varias líneas de metro de Manhattan. Le habían diagnosticado un retinoblastoma, cáncer particularmente grave que lleva por regla general a tener que extirpar uno o ambos ojos, seguido por el desarrollo de tumores cerebrales y, finalmente, de la muerte. Cuando sus angustiados padres me lo trajeron, el pequeño estaba «medicalizado» por haber estado yendo de consulta en consulta. El mero hecho de hablar de su enfermedad le enfurecía.

Cuando Ryan vino a mi casa, hacía pucheros y lloriqueaba como cualquier niño de su edad. Yo le dije: «Ryan», y levanté la mano izquierda, que es la mano con la que curo. Él la agarró y se la apoyó en el ojo. Luego, se quedó quieto y en silencio durante alrededor de una hora, mientras yo llevaba a cabo el proceso curativo. Más o menos en el momento en que sentí que había finalizado el tratamiento, Ryan se apartó de mí bruscamente, volviendo a mostrarse tan terco como cualquier otro niño de cuatro años.

Aquel fue nuestro pequeño *modus operandi* durante los cuatro primeros tratamientos. Y, aunque yo tenía ya la sensación de que estaba curado, añadí unas cuantas sesiones más mientras esperábamos los resultados de los exámenes médicos. En estas sesiones, el padre y la madre tenían que sujetarlo, mientras él se retorcía y protestaba, como si sintiera que ya no me necesitaba.

Durante un par de años, la madre de Ryan me estuvo enviando correos electrónicos, en los cuales hacía referencia a la recuperación de su hijo como el «entrañable recuerdo de unos días mágicos».

En el tratamiento del cáncer no había tenido ningún fracaso, siempre y cuando se satisficieran mis dos condiciones para el éxito del tratamiento: que la persona completara el proceso de curación y que viniera a mí antes de haber recibido radioterapia o quimioterapia. Tengo la sensación de que los tratamientos médicos convencionales, que pretenden matar las células cancerosas, destruyen al mismo tiempo algo de tipo «energético» en los pacientes. Esto, según creo, se halla en un punto diametralmente opuesto al del nutriente efecto generado por la sanación energética. Administrar un tratamiento con las manos después de que la persona haya recibido radioterapia o quimioterapia es como intentar reactivar una batería agotada.

Aunque los resultados más espectaculares han tenido lugar con casos de cáncer, he curado también otros tipos de dolencias. Paul, de Michigan, tenía cuarenta y ocho años cuando contactó conmigo hace seis. Corredor de maratón, a Paul le habían diagnosticado un problema en las válvulas del corazón, el cual precisaba de cirugía. Sin embargo, estaba decidido a hacer cualquier cosa para evitar una operación a corazón abierto, pues era algo que le aterrorizaba.

Para solucionar su problema, necesitamos solo cinco sesiones. Dado que aquello ocurrió en una época en la que yo tenía varios viajes en la agenda, Paul —persona muy práctica— me seguía en su automóvil, en tren y en avión. Pues bien, Paul sigue corriendo maratones hoy en día.

En general, cuanto más tiempo ha tardado una dolencia en desarrollarse, más tiempo precisará para su curación. Esto es algo muy parecido al rebobinado de una cinta de vídeo. Con problemas como la diabetes, el párkinson y la artritis, he podido reducir los síntomas hasta un 50%, pero no he conseguido que desapareciera la enfermedad. Mi tratamiento no se basa en la fe. En ningún momento se espera, ni del paciente ni del sanador, que crea en algo, ni siquiera en el proceso en sí, para que sea eficaz. Ni tampoco considero que la sanación a través de las manos pueda reemplazar a la medicina tradicional occidental. Donde difiero de la mayoría de los médicos es en que yo creo más en la capacidad del organismo para curarse a sí mismo, eliminando con frecuencia la necesidad de una intervención radical.

También he descubierto a través de mis propias investigaciones que los productos dispensados por las empresas farmacéuticas como comprobados, testados y ciertos suelen deber sus pretendidos beneficios a la interpretación que se hace de los hallazgos experimentales, más que a hechos irrefutables. Quizás sea este el motivo por el cual se retiran tantos fármacos debido a sus efectos secundarios tóxicos o desagradables. La sanación a través de las manos tiene la ventaja de ser completamente segura. Sus principios se sustentan en prácticas curativas orientales, como la acupuntura y el yoga, y están respaldados por cuatro mil años de tradición. También están apoyados por la física cuántica, que describe el mundo material en términos de campos energéticos.

Yo descubrí mi capacidad para la sanación con las manos gracias a un hombre, mi mentor, que era un sanador natural. Nos conocimos por casualidad en Long Island, en el estado de Nueva York, durante el verano de 1971, cuando yo tenía veintiún años. Aunque Bennett Mayrick estaba ya cerca de los cincuenta, no hacía mucho que había descubierto sus capacidades psíquicas. Según su propio testimonio, era capaz de dar información detallada de una persona a la que no conocía con anterioridad sosteniendo simplemente en la mano un objeto que le perteneciera. En la literatura parapsicológica, esta capacidad recibe el nombre de psicometría. Durante meses lo estuve poniendo a prueba con objetos que me proporcionaban mis amigos, decidido a desacreditar sus supuestas capacidades o bien a comprender científicamente cómo funcionaban. Pero incluso cuando yo diseñaba experimentos de doble ciego para intentar confundirle, utilizando protocolos que yo consideraba intachables, siempre superaba las pruebas.

Al hacer estas lecturas, Ben comenzaba por captar las sensaciones físicas correspondientes a los problemas médicos del propietario de un objeto. Su primera intención en mi caso era la de reclutarme para que le ayudara a desterrar aquellos desagradables efectos. Pero, en lugar de eso, terminé convirtiéndome en su primer paciente. Él me curó de un dolor crónico de espalda, el cual ya nunca regresó.

Mediante el método de ensayo-error, Ben se convirtió en sanador con las manos sin que ninguno de nosotros supiera muy bien lo que estaba ocurriendo. Su habilidad se difundió de boca en boca, y la gente venía hasta él con sus aflicciones. Ben le ponía las manos a cada persona entre treinta minutos y una hora, curando o mejorando dolencias que previamente se habían considerado incurables. Pero también tuvo algunos fracasos inesperados. Por ejemplo, no podía hacer desaparecer las verrugas y en lo relativo al vulgar resfriado, no iba más allá de lo que pudiera aliviarte un inhalador.

En el caso del cáncer, nos enterábamos a través de los análisis de sangre y los TAC, de que la enfermedad había entrado en remisión para finalmente desaparecer. La mayoría de los médicos de nuestros pacientes clasificaban estas inesperadas curaciones como casos de remisión espontánea, un fenómeno extraño pero reconocido médicamente. Sin embargo, nosotros observábamos tales remisiones de forma rutinaria y en relación con una amplia variedad de cánceres. ¿Qué ocurría en cada caso? ¿Qué conectaba entre sí a todos ellos?

A pesar de los gratificantes resultados clínicos, desde un punto de vista científico yo me sentía cada vez más frustrado. Todos y cada uno de los pacientes venían con complejos problemas físicos y psicológicos que hacían muy difícil aislar los resultados del trabajo de Ben. Un paciente podía estar tomando dosis ingentes de vitamina C, o visitando a un acupuntor, o bien recibiendo tratamientos médicos ortodoxos.

Este asunto me sigue confundiendo aún hoy. La dieta macrobiótica que Laurie insistió en seguir, ¿tuvo algo que ver con su curación? Aunque las enfermedades de Laurie y de Carol eran superficialmente idénticas, ¿qué diferencias subyacentes existían? Si yo hubiera tratado a Carol en vez de a Laurie, ¿habría sobrevivido, o habrían obtenido ambas los mismos resultados? ¿Cuáles habían sido, en el caso de Laurie, los factores determinantes de su curación?

Mi incesante necesidad de respuestas me llevó al controlado mundo del laboratorio en busca de validaciones irrefutables y replicables.

Nuestro primer experimento lo llevamos a cabo con ratones, en 1975, en el departamento de biología del Queens College, en la Universidad Metropolitana de Nueva York. En el último momento, Ben, que abominaba de las pruebas formales, se negó a participar. Y, dado que yo había estado sanando conjuntamente con él durante varios años, me vi obligado a sustituirle, aunque no sin cierta reluctancia.

En el experimento inicial, que se convertiría en patrón para posteriores experimentos, se inoculó a un grupo de ratones criados para la investigación, un tipo de cáncer de mama particularmente letal que había dado siempre un 100% de mortandad en el plazo de entre catorce y veintisiete días. Mediante la sanación con las manos se revirtieron por completo estos resultados: ¡la totalidad de los ratones sobrevivió a la enfermedad, se liberó del cáncer y vivió una vida normal de dos años! Este experimento se replicó una vez más en Queens con el mismo porcentaje de éxito. Otras ocho réplicas, con variaciones mínimas, en otros cuatro laboratorios biológicos y médicos, dieron lugar a resultados similares. Pero lo más

sorprendente es que a los ratones a los que se les volvía a inocular la enfermedad no recaían en el cáncer, indicando con
ello que habían desarrollado una inmunidad evidente.

Me gustaría recordar a los lectores que mis investigaciones con animales invierten el modelo experimental clásico.
Yo no comencé haciendo pruebas con ratones en un laboratorio para generar una teoría que luego buscara una aplicación humana. Yo entré en el laboratorio para verificar y desentrañar un procedimiento que ya había utilizado con éxito
curando a muchas personas aquejadas de diversos problemas
médicos, especialmente de cáncer.

Reconozco que todavía queda mucho por descubrir
acerca de cómo operan mis tratamientos:

> La sanación con las manos, ¿mata el cáncer o estimu-
> la al organismo para que se sane a sí mismo a través
> de su propio sistema inmunológico?

> Dado que los ratones a los que curamos se hicieron
> inmunes a las posteriores inoculaciones de cáncer,
> ¿se podría utilizar la sangre de los ratones curados
> para desarrollar una vacuna? Y dado que mis pacien-
> tes clínicos no han sufrido recaída alguna, ¿se podría
> utilizar el mismo proceso experimental para produ-
> cir una vacuna contra el cáncer en humanos?

> ¿Qué ocurre entre el sanador y el paciente durante
> un tratamiento con las manos? ¿Se intercambia ener-
> gía o se intercambia información? ¿De qué modo se
> ven afectados sus cerebros? Intentando resolver estos
> enigmas, me he sometido a exploraciones de Imáge-
> nes por Resonancia Magnética funcional (IRMf), que

son escáneres multinivel más detallados que los TAC y al electroencefalógrafo (EEG), que mide la actividad eléctrica del cerebro, mientras me encontraba en modo de sanación. Algunos de los resultados obtenidos han sido sorprendentes por sus implicaciones.

Recientemente me ha intrigado una cuestión de amplias aplicaciones clínicas: ¿pueden otras personas aprender a sanar con las manos utilizando mis técnicas? Dado que en la mayoría de las culturas se han desarrollado de forma independiente distintas tradiciones de sanación con las manos, parecería razonable pensar que esta habilidad se puede extender en cualquier población del mismo modo que se extiende el talento artístico o musical. Si esto fuera así, ¿cómo puede la gente que posee esta capacidad descubrirla y utilizarla?

El misterio de la sanación con las manos se ha convertido para mí en una búsqueda apasionante, que ha impulsado gran parte de mi trabajo en las tres últimas décadas. Como en la mayoría de las situaciones de alto riesgo, de vida o muerte, esta aventura no ha estado exenta de dificultades. Junto con triunfos ciertamente estimulantes, me he encontrado con verdaderas barricadas, extrañas anomalías y —lo más descorazonador— el rechazo arbitrario de algunos hacia unos datos científicos puros y duros con el argumento de que era demasiado bonito para ser cierto. También he obtenido intrigantes percepciones sobre las complejidades de la naturaleza humana, la tragedia del propio sabotaje y el enorme abismo existente entre el deseo expresado y el comportamiento. Esa es la aventura —todavía en curso— que voy a relatar en este libro.

1

UN SINGULAR ENCUENTRO

La ficción está obligada a aferrarse a posibilidades. La verdad no.

MARK TWAIN

En el verano de 1971, cuando tenía veintiún años, conocí al hombre que cambiaría el curso de mi vida. Pocos meses atrás me había graduado con una licenciatura en sociología por la Universidad de Niágara, en el interior del estado de Nueva York, sin tener ni la más remota idea de qué iba a hacer después. Mientras ganaba tiempo, acepté un trabajo de socorrista, como había hecho en los últimos veranos, pero esta vez en una nueva piscina de Great Neck, en Long Island. Echando la vista atrás, me doy cuenta de que ya entonces estaba maduro para experimentar una conversión.

Una tarde otra socorrista me llamó la atención sobre un hombre que estaba a la orilla de la piscina, y al que calificó sarcásticamente como «psíquico». Aquello despertó mi curiosidad, por lo que decidí presentarme ante él en mi siguiente descanso. Yo diría que, por entonces, en principio estaba abierto a la posibilidad de los fenómenos psíquicos, pero era muy escéptico respecto a las personas que afirmaban producirlos. Durante la adolescencia había tenido algunos sueños relacionados con la muerte que resultaron ser sorprendentemente proféticos. Eso me había llevado a leer algunos textos de literatura paranormal, la mayoría de los cuales eran anecdóticos y muy pocos de ellos me impresionaron realmente. Por otra parte, había asistido a un curso de educación para adultos sobre lo paranormal en la Universidad Estatal de Búfalo con el instructor Douglas Dean, un respetado investigador de lo paranormal. En aquel curso, él había hecho una revisión de experimentos de laboratorio, dirigidos con estrictos protocolos, sobre fenómenos tales como la telepatía y la sanación energética. Aquellos experimentos me impresionaron, y me desconcertaba ver que tantos científicos se mostraban hostiles hacia lo que parecían ser unos resultados legítimos.

Bennett Mayrick tenía el cabello oscuro, una nariz ganchuda y un bronceado intenso, con cierto sobrepeso a pesar de medir un metro ochenta y cinco. Calculé que tendría en torno a cincuenta años (de hecho, tenía cuarenta y ocho). Aunque nunca antes había conocido a nadie con poderes psíquicos, suponía que me encontraría con un hombre que exageraba sus hazañas, anhelando promocionarse a sí mismo y sacar provecho de su supuesto talento. Pero no podía estar más equivocado. Estuvimos charlando durante dos de mis descansos en la piscina. Él me aclaró que sus capacidades psíquicas no eran para él un negocio, y que no hacía mucho que había descubierto sus habilidades. En lugar de intentar convencerme, me habló con una voz suave y profunda, como si se sintiera aturdido por mi interés. Decididamente, no era un tipo que estuviera tratando de venderme algo. Más bien, capté en él una profunda ambivalencia acerca de lo que le estaba ocurriendo, como si le resultara emocionante y al mismo tiempo amenazador.

Según Mayrick, ocho meses antes había asistido a una fiesta en la que una vidente se había dedicado a entretener a los asistentes. Cada persona presente en la fiesta había puesto un objeto personal dentro de una caja, y luego la vidente había ido extrayendo los objetos de uno en uno intentando decir algo de cada uno de sus propietarios.

Al cabo de unas cuantas lecturas, la mujer, inexplicablemente, le había pedido a Mayrick que eligiera un objeto y que contara una historia acerca de su dueño. Aunque él se justificó diciendo que no creía en esas cosas, ella le presionó hasta que él tomó un anillo de la caja. Sosteniendo el anillo en la mano, Mayrick dijo que su propietario había cambiado de trabajo recientemente. Para su sorpresa, este confirmó sus palabras. Mayrick tomó un segundo objeto y contó otra historia. Y, una vez más, resultó confirmada. Según me relató, repitió el juego un par de veces más, elaborando cada vez más los detalles de las historias, y en todas las ocasiones le corroboraron los detalles.

Aunque sin estar personalmente convencido, le tiré de la lengua, preguntándole:

—¿Recibía usted imágenes visuales?

—No. Simplemente soltaba lo primero que se me ocurría. ¡Me sentía como un maldito loco!

Él no conocía a la mayoría de las personas de la fiesta, y finalmente llegó a la conclusión de que todo el mundo, incluida la vidente, le habían elegido como blanco de una broma.

Optando por seguirles el juego, Mayrick eligió un reloj y, poniéndoselo en la palma de la mano, relató una detallada historia sobre una aventura amorosa que su dueño había tenido, describiendo con todo detalle a su amante y los lugares en los que se habían visto.

—De pronto, uno de los invitados a la fiesta se puso rojo, mostrándose ciertamente incómodo —me comentó—. Más tarde, otro tipo me llevó aparte para preguntarme cómo había sabido lo de la aventura amorosa. Al parecer, todo lo que yo había dicho era cierto.

Antes de que pudiera expresarle mi escepticismo, Mayrick se me adelantó, manifestando sus propias dudas.

—Yo estaba convencido de que al día siguiente recibiría una llamada del anfitrión de la fiesta para decirme que me la habían jugado bien. Pero, en vez de eso, la gente no dejaba de llamarme para preguntarme de dónde había obtenido la información. Pensaban que la vidente y yo estábamos de acuerdo. Incluso varios días después, seguía esperando la llamada. Pero la llamada no llegaba, y entonces empecé a tomar objetos y a inventarme historias, intentando averiguar qué estaba pasando, y esperando que cayera al fin la breva.

—¿Se refiere a que finalmente llamara el anfitrión de la fiesta?

—No. Esperando equivocarme.

Ahora ya estaba seguro de que aquel tipo o exageraba muchísimo o me estaba intentando engañar. Ningún psíquico o vidente se atrevería a reivindicar un 100% de precisión. Eso no lo había oído nunca, ni siquiera del más crédulo. Pero, al mismo tiempo, me llamaba la atención la poca importancia que les daba Mayrick a sus declaraciones y lo poco que parecía importarle que yo le creyera o no. Lo bueno, desde mi punto de vista, era que él mismo se había puesto en una situación de jaque mate.

—¿Haría usted una lectura para mí?

Esperaba que se mostrara evasivo. Sin embargo, en lugar de eso, respondió irónico:

—Claro. Dame algo. Quizás al final me equivoque.

Le entregué mi cartera, decidido a no ofrecerle ninguna pista verbal ni visual.

Pero, una vez más, él iba un paso por delante de mí.

—No me digas nada de ti. Cuanto menos sepa, mejor funciona.

Mientras sostenía mi cartera en la palma de su mano izquierda, Mayrick fumaba con la derecha. Sus ojos —oscuros y despejados— parecieron desenfocarse al decir:

—Siento ansiedad en torno a una mujer de probablemente cincuenta y tantos años. Tiene el cabello negro y bastante corto, y le está hablando a una mujer más joven que se le parece mucho; probablemente sea su hija. Se muestran preocupadas por una segunda joven rubia, que tiene pensado irse a vivir a Nueva York.

Mientras Mayrick detallaba de qué modo podría esta conversación guardar relación conmigo, le interrumpí un tanto impaciente:

—Quizás esté hablando de mi madre y de mi hermana, y de una amiga mía que se está planteando ir a Nueva York, pero las descripciones son demasiado vagas para ser convincentes, y lo que usted afirma que dicen no es característico de ellas.

Mayrick no dio marcha atrás, y tampoco intentó reposicionarse.

—Compruébalo. Es una conversación que acaba de suceder. En la cocina.

Aquello no me había impresionado en absoluto.

—¿Qué más ha captado?

—Que algo va mal en tu automóvil.

—Me lo acaban de revisar. Ayer. Está estupendamente.

No hice ningún esfuerzo por ocultar mi decepción. A alguna parte de mí le hubiera gustado entusiasmarse viéndole acertar con algo más espectacular. Pero, por otra parte, sentía que cualquier persona que se autoproclamara infalible merecía que le bajaran los humos. Ahora estaba bastante seguro de que aquel tipo no era más que un personaje interesante.

—Me parece que ya le ha caído la breva —dije.

Él no pareció verse afectado por mis palabras.

—Ya verás cómo tengo razón.

Era como si alguien te estuviera diciendo que tu cumpleaños es el 14 de marzo, cuanto tú tienes un certificado —por no hablar de tu propia madre— que asegura que es el 6 de octubre. Evidentemente, aquel hombre se había creído su propia historia.

En parte por cortesía y en parte por ver hasta qué punto estaba para encerrarlo en un sanatorio, le pregunté si tenía algún otro talento inusual.

Sin el más mínimo rubor, hizo la más absurda afirmación que yo había escuchado jamás:

—Puedo disolver nubes. Si miro fijo más allá de ellas durante unos segundos, se disipan. Ven, te lo mostraré.

Yo sabía que algunas sociedades tribales afirmaban ser capaces de manipular el tiempo atmosférico, de ahí la popular metáfora política de llamar *rainmaker* (hacedor de lluvia) a alguien que puede cambiar el clima de opinión. Lo que yo no sabía era que disolver nubes también formaba parte de la literatura paranormal. Y, aunque lo hubiese sabido, dudo que aquello me hubiera hecho más receptivo.

—Elige una nube —me instó Ben.

Yo me negué, pero él insistió.

—¡Vamos! ¡Si es la cosa más tonta!

Apunté directamente por encima de nuestra cabeza.

—Aquella.

Los ojos de Ben asumieron aquella misma mirada desenfocada que había visto antes. Al cabo de entre quince y veinte segundos, anunció con satisfacción:

—Ya está.

Miré arriba, y la nube había desaparecido.

—¿Qué te parece? Hace solo dos días que me di cuenta de que podía hacerlo.

Elegí una segunda nube, un cúmulo de mediano tamaño que flotaba en soledad sobre un cielo azul profundo.

—Inténtelo con aquella.

Y esa vez me quedé mirando la nube. Al cabo de quince segundos sus bordes se difuminaron, en tanto el centro, más denso, se iba haciendo transparente. Al cabo de unos instantes la nube había desaparecido, aunque las que había alrededor no se vieron afectadas.

Mayrick me sonrió burlón mientras yo buscaba alguna explicación plausible. Sin duda, el viento debía de haber disuelto la nube, o quizás el sol había producido una ilusión óptica.

—Quiero otra demostración —le dije, decidido a conservar mi sentido de la realidad enmarcando el siguiente experimento.

Tras elegir cuatro nubes de un tamaño y forma similares, casi tocándose unas a otras, me puse las gafas de sol y comencé a examinarlas, memorizando sus formas y texturas hasta el punto de que, aún hoy, podría dibujarlas.

—Disuelva solo la de abajo a la derecha —le dije.

Durante los siguientes veinte segundos estuve caminando alrededor de la piscina, grabando a fuego en mi memoria los rasgos de las nubes, que no habían cambiado de forma discernible mientras las había estado examinando, asegurándome de que seguirían estando tal como yo las había visto.

—Hecho —anunció Mayrick.

Cuando volví a mirar al cielo, la nube de abajo a la derecha, y solo la nube de abajo a la derecha, había desaparecido.

Admitiendo la derrota, le estreché la mano.

—Es lo más sorprendente que he visto nunca —le dije, para después alejarme de él, convencido aún de que me la había jugado de algún modo.

Pocas horas después, y sin dejar de pensar en todo lo sucedido, salí de la piscina para volver a casa. Habría recorrido casi un kilómetro cuando oí un terrible estruendo, seguido por un chirrido de metal en el asfalto. El tubo de escape, al completo, se había desprendido de mi automóvil. Durante el resto de mi viaje a casa, con el motor vomitando humo, estuve racionalizando toda inclinación a darle crédito alguno a aquel vidente: él no había mencionado concretamente el tubo de escape, y yo estaba acostumbrado a conducir viejos vehículos en los que el silenciador solía dar problemas. Aquel era un Chevrolet Nova de 1964, con una tapicería roja de repuesto, porque la tapicería original se había desintegrado.

Cuando llegué finalmente a casa, me encontré a mi familia en el patio de atrás preparando una barbacoa. Me llevé a mi hermana aparte y le pregunté sobre la conversación que, según Mayrick, habían tenido ella y mi madre.

—¿Cómo te has enterado de eso? —preguntó atónita—. Fue en privado.

—¿Dónde estuvisteis hablando? —quise saber.

—En la cocina.

En circunstancias normales me habría sentido molesto, tanto por los inconvenientes como por los gastos de tener que arreglar mi coche; pero, mientras lo llevaba al día siguiente hacia el taller, atravesando las calles con el alboroto de un tanque, me encontré de pronto forcejeando con un atípico regocijo. El coche, las nubes, la conversación en la cocina... Ciertamente, Mayrick había captado mi atención. Estaba anhelando verle de nuevo y, dado que vivía con su mujer y sus dos hijos en un piso de alquiler al lado de la piscina, no tuve que esperar demasiado. En cuanto le vi junto a la piscina, me fui directo hacia él.

—¡Tenía razón! —le dije—. Mi vehículo se averió, y mi madre y mi hermana tuvieron la conversación que usted comentó.

Aunque, para mí, aquello era un reconocimiento trascendental, pero Ben permaneció inmutable. Con el tiempo me daría cuenta de que, si yo decía que el cielo era azul y él aseguraba que era verde, él simplemente daría por hecho que yo era daltónico.

Cuando llegó mi tiempo de descanso lo acribillé a preguntas. ¿Cómo supo que algo iba mal en mi automóvil y, sin embargo, no supo identificar cuál era el problema? ¿Qué pensaba y qué sentía mientras hacía sus predicciones?

Fumando un cigarrillo tras otro, como parecía habitual en él, Ben respondió:

—Cuando tomo un objeto, siento el impulso de decir algo, pero no sé qué será hasta que me oigo a mí mismo decirlo. Con tu cartera, me vino la idea de un automóvil y de problemas. Quizás, si la hubiera tenido en la mano más tiempo, me habría venido la idea del tubo de escape, o quizás no.

Aquella conversación dejó establecida nuestra relación para el resto del verano. Me pasaba los tiempos de descanso dándole a Ben objetos de mis amigos, para luego hacerle preguntas sobre sus respuestas que, invariablemente, eran correctas. Durante sus primeras lecturas Ben dejaba escapar de pronto, sin restricción alguna, información muy personal, al igual que había hecho en la fiesta. Pero, con la práctica, sus habilidades psíquicas evolucionaron desde un entretenimiento sobre el cual tenía poco control hasta un talento que podía canalizar e incluso dirigir. Así me describía este nuevo proceso:

—Me estoy dando cuenta de que puedo explorar la información, de que puedo ser activo, en lugar de esperar simplemente a que me llegue la información.

—¿Sobre cualquier cosa?

—No lo sé. Acabo de descubrir que puedo hacerlo.

De vez en cuando, Ben hacía lecturas espontáneas acerca de mí, con esa mirada perdida tan frecuente, pero sin necesidad de tener en la mano ningún objeto.

—Sientes que eres diferente, y yo creo que lo eres. También percibes cosas que desconoces cómo las sabes. Y crees que no hay nadie que pueda comprenderte del todo.

—¿Qué piensan tus amigos de tu talento? —le pregunté cambiando de tema y tuteándolo, pues habíamos alcanzado ya cierto grado de confianza.

—La mayoría se lo toma a broma. Algunos dicen que siempre pensaron que era un poco raro.

El hecho de que Ben no hubiera sido consciente de sus habilidades psíquicas durante tanto tiempo nos llevó a especular acerca de cuántas más personas «raras» habría en el mundo sin ellas saberlo. Una de nuestras socorristas —vamos a llamarla Amelia— procedía de una numerosa familia católica irlandesa que vivía en mi vecindario. Yo solía imaginarme a su madre, una mujer muy simpática, como una bruja en secreto que se esforzaba por vivir una vida convencional. Sus hijos eran también muy sensibles y con un gran sentido artístico, y probablemente también eran psíquicos. Recuerdo especialmente a Amelia, a quien le había dado por jugar con las cartas de tarot.

Ben guió a Amelia a una regresión hipnótica, algo que nunca antes le había visto hacer. La llevó de vuelta hasta los dos años de edad, y fue fascinante ver cómo cambiaban su voz y sus gestos. Habló de un incidente que le había ocurrido en aquella época: se había perdido; dado que yo conocía bien el barrio, supe exactamente dónde se encontraba, aun cuando ella no tenía ni idea.

Después de aquello, Amelia se quedó tan impresionada que ya no quiso saber nada más de Ben; una reacción habitual ante su misteriosa precisión, como no tardaría en descubrir. De hecho, posteriormente, cada vez que nos encontrábamos con aquella reacción la llamábamos «el efecto Amelia». En aquel momento me preocupaban aquellas reacciones; y siguen preocupándome, pero ahora ya no me sorprenden. Realmente, ¿la gente perdía el interés, o es que se asustaba ante las implicaciones del talento de Ben? ¿Sentirían algo extraño que resonaba en su interior? Aunque supongo que también podríamos mirar la otra cara de la moneda: ¿por qué estaba yo tan obsesionado? ¿No habría activado Ben un anhelo interior del que yo era consciente a medias?

Sin embargo, el talento psíquico de Ben no fue lo único que me sorprendió durante aquel verano de 1971. Su vida personal también tenía elementos impredecibles, incluida su ocupación.

—Soy señora de la limpieza —me dijo un día.

Esto quería decir que se dedicaba a limpiar casas con un socio; uno de tantos trabajos por los que había deambulado, como jornalero, tendero, jugador de baloncesto semiprofesional e, incluso, cantante profesional. En cada uno de aquellos trabajos apenas había durado un máximo de seis meses, ganando lo justo para poder pagar el alquiler del apartamento que compartía con su mujer y sus dos hijos, conducir un automóvil viejo y permitirse su adicción al tabaco —fumaba tres paquetes de cigarrillos al día—. Lo de la limpieza era dinero en efectivo, que le permitía mantenerse a flote en los límites de la sociedad, fuera del sistema. Imagino que ni siquiera debía de pagar impuestos.

En algún momento de su pasado Ben había obtenido una licenciatura universitaria en el Emory & Henry College, en Virginia. También sirvió en el ejército de Estados Unidos durante la Segunda Guerra Mundial, y allí fue donde descubrió que quizás era diferente. El camión en el que iba pisó una mina y estalló, y de pronto se vio a sí mismo volando por el aire a cámara lenta, para finalmente dar una voltereta hacia atrás y aterrizar sano y salvo sobre los dos pies. Todo a su alrededor era una carnicería e, instintivamente, supo que lo que le había ocurrido no había sido normal.

Mi entusiasmo ante las habilidades de Ben se mantuvo inalterable durante todo el mes de agosto, de modo que afronté el cierre estacional de la piscina, en el Día del Trabajo,* con cierta sensación de pérdida, tanto porque podía significar el fin de nuestra relación como porque no había hecho ninguna previsión ni plan alguno sobre mi vida.

Pero, inesperadamente, Ben me ofreció un empleo. Al parecer, su compañero en las labores de limpieza lo había dejado. Y acepté. Y es aquí donde mi propia biografía toma un giro inesperado, al convertirme yo también en señora de la limpieza.

Más o menos por la misma época, envié mi solicitud para estudiar un máster en sociología en la Universidad St. John's de Nueva York, que comenzaría en enero. La gente, pero especialmente mis padres, podían tolerar mejor la conducta excéntrica de un estudiante de universidad que la de un semivagabundo sobrecualificado, pero, francamente, en aquel momento yo no tenía ni idea de qué otra cosa podía hacer con mi vida.

---

* Nota del traductor: el Día del Trabajo se celebra en Estados Unidos y Canadá el primer lunes de septiembre.

2

CRIADA PARA TODO

*Si nos observamos de forma imparcial, descubriremos que,
con frecuencia, nos oponemos a una idea nueva antes
incluso de que haya sido expresada en su integridad.*

WILFRED TROTTER,
neurocirujano británico

Lo de ser señora de la limpieza no se me daba demasiado bien, ni siquiera tras los cinco minutos de entrenamiento intensivo que Ben me dio. Nuestro sistema de trabajo consistía en que él hacía el trabajo pesado en los baños y las cocinas mientras yo me dedicaba a quitar el polvo y a pasar la aspiradora. Lo bueno de mi nuevo empleo era que me permitía pasar más tiempo con él, en tanto que mi solicitud para los estudios de posgrado me servía para compensar a quienes esperaban más de mí, por considerarme intelectualmente dotado.

Ciertamente, casi nada en mi entorno, por lo demás convencional, apuntaba al interés que pudiera mostrar entonces por lo paranormal o por las labores de limpieza.

Yo había nacido en la ciudad de Nueva York en 1950. Era el segundo hijo de la familia, con una hermana, Lynn, tres años mayor que yo, y un hermano, Rob, seis años más joven. Mi padre, Earl, era tesorero e interventor de grandes almacenes y empresas de publicidad. Mi madre, Norma, se ocupaba de la casa y de la familia, como era lo habitual en la época. Económicamente, llevábamos una vida acomodada, pero no se podía decir que fuéramos ricos.

Me educaron de un modo poco intervencionista, según los criterios actuales. Douglaston, el distrito más oriental de la ciudad de Nueva York, era una zona de clase media alta, cordial, casi de fantasía, puesto que nadie echaba el cerrojo en las puertas y uno podía entrar y salir de las casas de los demás casi a todas horas. También era un distrito dinámico, en el sentido de que un alto nivel de logro era lo que todo el mundo esperaba. Desde aquella península en la bahía de Little Neck, en el estrecho de Long Island, salían deportistas de talla mundial, como el gran tenista John McEnroe, un desmedido número de profesionales de éxito, pero también teníamos nuestra parte de suicidios y sobredosis de drogas.

Aunque mis padres no eran demasiado exigentes ni materialistas, mi notoria falta de ambición estaba sometiendo a prueba su tolerancia. Cada vez con más frecuencia, mi padre preguntaba adónde podría llevarme todo aquello. Y yo, con fingida sorpresa, le preguntaba por qué no estaba tan entusiasmado como yo con las increíbles habilidades de Ben. Aunque mi padre nunca mostró el más mínimo interés, tampoco cuestionó mi derecho a obsesionarme con ello. Habiendo nacido durante la Gran Depresión, y perteneciendo a la primera generación de mi familia que pudo ir a la universidad, sus motivaciones habían estado determinadas por la necesidad económica. En el fondo, quería que yo disfrutara de la libertad que él no había tenido; pero ¿en forma de señora de la limpieza?

El problema de mi madre, que no se resignaba, provenía del hecho de que nunca me hubiera visto con una fregona en las manos. Sin embargo, su principal preocupación era que creía que Ben estaba loco. Aunque a veces me preguntaba a mí mismo si debería inquietarme por su preocupación, mi convicción de que estaba haciendo lo que tenía que hacer era más profunda que cualquier lógica. Ben era un hombre carismático y, como tal, atraía de forma selectiva. Estaban los que caían bajo su hechizo y los que se compadecían de él. Ni a mi familia ni a mis amigos les gustaba Ben, ni tampoco la influencia que ejercía sobre mí, e intentar explicárselo era una pérdida de tiempo.

En cuanto al empleo como señora de la limpieza, no tardé en descubrir que el tiempo significaba poco para Ben. Cuando decía «por la mañana», podía significar cualquier momento entre las nueve y las tres de la tarde. Normalmente, yo llegaba a recogerle en torno a las once y media —hora en que, con suerte, ya estaba en pie— y al final nos íbamos a alguna casa y nos poníamos a limpiar. Nuestras conversaciones iban desde los detalles de sus lecturas psicométricas, que ahora hacía ya de forma frecuente, hasta cuestiones políticas o cosmológicas. Parecía que le gustaba tenerme a su alrededor, en parte porque yo estaba mejor informado en cuestiones académicas y en parte porque mi curiosidad acerca de sus extraños talentos le ofrecía alguna esperanza de que, juntos, quizás diéramos con las respuestas correctas o, al menos, con las preguntas correctas.

Mis deficientes habilidades con la limpieza le dieron otra razón más para tolerarme, pues aproximadamente cuando él pensaba dejar el negocio, yo le había hecho ya perder a la mayoría de sus clientes.

Algunas de las actividades extracurriculares en las que me introdujo Ben eran tan atípicas para mí como la limpieza de hogares. Una de ellas fue la de las carreras de caballos, deporte que le fascinaba. Tras varias décadas de devoción, Ben decía que había elaborado un sistema matemático que le permitía superar las probabilidades. Aunque había carreras y días con pérdidas, nunca había semanas con pérdidas. Si apuestas dos dólares y respetas el sistema mientras suben las apuestas, siempre lograrás al menos veinte dólares al término de la semana.

A mí nunca me ha gustado el juego. No me lo paso bien, ni siquiera cuando gano. Lo que me enganchaba de todo esto era la parte numérica del sistema de Ben. Tras hacer una comprobación de ocho semanas de los registros de carreras anteriores, descubrí que, sin duda, tenía razón. Ahora bien, el sistema tenía restricciones incorporadas sobre las carreras en las cuales uno podía apostar. Yo hacía los cálculos, descubriendo que teníamos que apostar, por ejemplo, al tercer caballo de la cuarta carrera. El problema era que, o bien Ben o bien yo, siempre uno de nosotros saltaba ofreciendo razones para no apostar a aquel caballo: que tenía solo «tres patas», por ejemplo, lo cual significaba que nunca había ganado, o que el jockey no sabía diferenciar la parte de delante de la de detrás del animal. De modo que nos olvidábamos de aquella carrera y, cómo no, el caballo ganaba. Ninguno de los dos llegó a trazar una curva de aprendizaje respecto a eso. Era como si estuviéramos compitiendo por sabotearnos el uno al otro, de tal modo que, normalmente, terminábamos todas las semanas del mismo modo: el sistema ganaba y nosotros perdíamos.

Muchos años después, el hijo de Ben, que se convertiría en psicólogo, me dijo que creía que su padre funcionaba tanto por el miedo al fracaso como por el miedo al éxito. Eso explicaría el comportamiento ambivalente de Ben, aunque yo aún no pueda explicar el mío propio.

Nuestra vinculación me dio también la oportunidad de persuadir a Ben para que hiciera cosas que eran atípicas para él; entre ellas, la de llevarle a rastras a un par de laboratorios parapsicológicos a fin de poner a prueba sus capacidades psíquicas.

Al principio, se negaba:

—Cualquier prueba que me hagan va a carecer de sentido.

—¿Cómo lo sabes? —insistía yo.

—Créeme, lo sé.

Cuando, finalmente, Ben accedía, siempre era con condiciones:

—En primer lugar, no quiero que me hagan pruebas con máquinas. En segundo lugar, cualquier objeto que me den para que haga una lectura ha de ser algo de lo que sepan muchas cosas.

Nuestra primera parada fue en la venerable Asociación Americana de Investigaciones Psíquicas (ASPR, por sus siglas en inglés), ubicada en West 73rd, en Manhattan. Fue fundada en 1885 por lumbreras tales como el psicólogo de Harvard William James para investigar el entonces popular fenómeno de la mediumnidad. Durante varias décadas se reinventó a sí misma a lo largo de líneas científicas encabezadas por J. B. Rhine, de la Universidad Duke. Rhine, que era botánico, se había interesado en la percepción extrasensorial (PES), que definía como la capacidad aparente para obtener información por vías diferentes a las de los cinco sentidos. También acuñó el término «parapsicología» para describir el estudio de este fenómeno.

En la década de 1930, Rhine estableció el primer laboratorio parapsicológico de Estados Unidos con el propósito de medir la PES a través de precisas probabilidades estadísticas. En sus famosos tests, pedía a los sujetos que adivinaran el orden de un mazo de cartas barajadas al azar y marcadas con cinco símbolos; se obtuvieron probabilidades astronómicamente altas frente al azar que dieron soporte al fenómeno de la percepción extrasensorial.

La cita con Ben era a las diez de la mañana de un día de octubre. Dado que aquella era una hora intempestiva para él, puesto que solía levantarse más tarde, Ben no dejó de expresar su mal humor durante todo el viaje en tren hasta Manhattan.

La ASPR se halla en un hermoso edificio de piedra rojiza de cuatro plantas justo al lado de Central Park West. Una vez dentro, nuestra primera parada fue en un laboratorio lleno de máquinas de todas las formas y tamaños. Observando mi curiosidad, uno de los técnicos me señaló una máquina pequeña.

—Esto es un aparato para comprobar la clarividencia. Un generador aleatorio elige una de entre cuatro luces y el sujeto intenta predecir cuál de ellas ha elegido la máquina. Lleva un registro automático de aciertos y errores.

Luego, señaló otro aparato.

—Eso es para comprobar la psicocinesis, la capacidad de la mente para afectar a la materia. En su interior hay un pedacito de material radiactivo que se desintegra según las leyes de la mecánica cuántica, mientras el sujeto experimental intenta acelerar o retardar el proceso.

—Yo puedo hacer eso —comentó Ben.

Me volví hacia él sorprendido.

—Creía que no querías que te hicieran pruebas con máquinas.

—Y no quiero. Simplemente he dicho que yo podría hacer eso.

A pesar de la antipatía de Ben por las máquinas, tuvo que aceptar que le cablearan la cabeza para conectarle a un electroencefalógrafo (EEG), no para poner a prueba sus capacidades en sí, sino simplemente para monitorear sus ondas cerebrales. Yo ya sabía que la conciencia normal de vigilia produce ondas beta de quince o más ciclos por segundo; ondas alfa, que están relacionadas con los estados de relajación y generan entre siete y trece ciclos por segundo; ondas theta, que se mueven entre los cuatro y los siete ciclos, y ondas delta, caracterizadas por el sueño profundo sin ensueños, que producen solo entre un ciclo y medio y cuatro ciclos. En aquella época se suponía que las experiencias psíquicas tenían lugar en el rango de las ondas alfa, en tanto que las experiencias místicas se creía que ocurrían en el rango de las ondas theta.

Ben iba a ser sometido a prueba por Karlis Osis, entonces director de la ASPR, bien conocido por sus extensos estudios sobre experiencias extracorpóreas, telepatía en animales y visiones en el lecho de muerte. Cuando concreté la cita con Osis, le hablé de una de las condiciones que me había puesto Ben: que solo se le podría hacer pruebas con objetos que tuvieran una historia bien conocida. Dado que la replicación de un experimento es el mayor problema de las investigaciones sobre la PES, Osis se quedó atónito ante mi insistencia de que Ben podía conseguir un 100% de aciertos bajo cualquier circunstancia. Sin duda, habría oído alardear a decenas de videntes que, posteriormente, habían fracasado en condiciones experimentales.

Osis estuvo charlando con Ben en un tono despreocupado mientras le conectaban al EEG, señalando que él también había sido un escéptico en un campo que, ciertamente, invita al escepticismo. En cuanto el técnico terminó de cablear a Ben, Osis le entregó a este una sencilla caja marrón de alrededor de treinta por treinta centímetros, sin ofrecerle pista sensorial alguna del objeto que había en su interior y que se suponía que tenía que «leer» Ben.

A pesar de los cables conectados a su cabeza, Ben desenfocó los ojos de aquella forma ensoñadora, habitual en él, mientras decía:

—Esto es un regalo que ha pasado por muchas manos. Veo montañas y un pueblecito. América del Sur. Perú. Lo compró un hombre de en torno a treinta años de edad. Se lo dio a una mujer más joven, de cabello y ojos castaños. Ella se lo entregó a un hombre más mayor para agradecerle un favor. Algo relacionado con una carta de recomendación. —Entonces, Ben miró a Osis—. Ese hombre mayor era usted, pero usted no tiene demasiada proximidad con este objeto. Apuesto a que ni siquiera tenía conocimiento de lo que acabo de decir.

Osis hizo un gesto de sorpresa.

—¿Le gustaría saber qué objeto hay dentro de la caja?

—No importa –respondió Ben con un suspiro.

A mí sí que me importaba, de modo que me alegré cuando Osis abrió la caja.

—Es un abrecartas. Y, sí, fue un regalo de una mujer a la que recomendé. Pero no creo que tenga razón en lo relativo a Sudamérica. De todas formas, es un prometedor comienzo.

Ben miró ferozmente a Osis.

—Usted ni siquiera tiene conocimiento de todo lo demás.

—No; pero, si lo relativo a Sudamérica fuera cierto, lo sabría.

Cuando Osis se volvió hacia el técnico del EEG, tomé discretamente el abrecartas. Llevaba estampado un «Hecho en Perú».

El técnico parecía tener problemas con la impresión del electroencefalograma de Ben.

—No sé lo que ha ocurrido –le dijo a Osis–. Pocos segundos después de que usted le diera a Ben la caja, su actividad beta se incrementó, en lugar de reducirse. Después, una parte de su lóbulo occipital comenzó a generar ondas theta, lo cual es imposible.

Osis se mostró de acuerdo con él.

—Theta es un estado de actividad cerebral muy reducido. No se puede tener theta con una beta activa.

—Algo debe de ir mal con el aparato –dijo el técnico.

—Sí –confirmó Osis mirando su reloj–. Lo siento, pero tengo otra cita. Ha sido un placer conocerle, señor Mayrick.

Aún perplejo, el técnico probó el EEG consigo mismo. Funcionaba perfectamente. Convencimos a Ben para que hiciera otra lectura cableado al aparato, y volvió a generar ondas beta y theta. El ayudante se conectó de nuevo al aparato. Iba bien. Después volvió a conectar a Ben. Las mismas lecturas beta y theta. Finalmente, llegó a la conclusión de que no funcionaba bien (aunque, años después, yo mismo descubriría que algunos yoguis indios y monjes budistas meditan estimulando su actividad cerebral en lugar de ralentizarla, alcanzando estados gamma, previamente desconocidos, en los cuales se sintetizan ondas cerebrales rápidas y lentas).

Frustrado por la negativa del técnico a tomarse en serio las lecturas de Ben, sugerí que lo intentáramos con otro aparato, concretamente con aquel que comprueba la capacidad del sujeto para afectar al ritmo de desintegración del material radiactivo.

Ben aceptó a regañadientes. Después de comprobar que el aparato funcionaba bien, el técnico le dijo:

—Simplemente, concéntrese en hacer que el material radiactivo se desintegre con más rapidez.

—No hay problema —dijo Ben, que parecía divertido.

Mientras Ben se sentaba, sin mirar siquiera la máquina, el técnico exclamó:

—¡Algo va mal! El aparato dice que la desintegración está teniendo lugar con más rapidez de lo que sería posible.

—Entonces la ralentizaré —dijo Ben alegremente.

El técnico no tardó en mascullar algo acerca de que la desintegración se había reducido hasta casi la mitad de su tasa normal. Y, luego, apagó la máquina.

—No sé qué decirles. Algo debe de ir mal con este aparato también.

De vuelta a casa, en el tren, Ben no paraba de protestar:

—¿Qué te dije? No tenía sentido. ¡Estos tipos tienen tanto miedo de que las cosas no encajen con su sistema como los demás!

Le pregunté qué había hecho para influir en el material radiactivo.

—Fue fácil —dijo, animándose—. Para acelerar la desintegración me imaginé una nube, e imaginé que la disolvía. Para ralentizarla, visualicé una roca congelada.

Ben me concedió una oportunidad más para demostrarle que las pruebas parapsicológicas podrían ser útiles. En esa ocasión lo llevé al Laboratorio del Sueño del Centro Médico Maimónides, en Brooklyn. Una vez más, comenté de antemano que Ben debía ser sometido a prueba solo con un objeto cuya historia fuera bien conocida y, de nuevo, estuvo monitorizado por un investigador parapsicológico experimentado, que resultó ser Charles Honorton, conocido por sus estudios sobre la PES.

Después de hacerle algunas preguntas intrascendentes, Honorton le dio a Ben un pañuelo para que hiciera una lectura. En cuanto lo tocó, Ben se puso nervioso y, dando un salto, comenzó a agitar los brazos mientras gritaba:

—¡Terror, terror! Hay animales por todas partes... tigres, elefantes y jirafas. ¡No lo entiendo!

Ben estaba pálido, y jadeaba.

—Una interesante lectura —dijo Honorton con calma—. El pañuelo pertenece a una chica que creemos que ha sido secuestrada. La última vez que la vieron fue en el zoo del Bronx. La policía no tiene pistas, y nos preguntaron si alguno de nuestros psíquicos podría ayudar de algún modo.

Ben le devolvió el pañuelo a Honorton.

—No quiero hacer esto nunca más.

Ben estuvo desfogándose durante todo el viaje de regreso a casa, lo cual estuvo bien porque yo también estaba disgustado. Él solo había puesto una condición para la lectura: que el experimentador conociera la historia del objeto, y en ambos casos no se había respetado el protocolo. Yo les había llevado a esos investigadores el Santo Grial, un vidente con una precisión asombrosa que nunca tenía un día malo; pero ellos estaban demasiado embebidos en sus propias especialidades como para darse cuenta.

Por desgracia, terminaría descubriendo que la visión de túnel es la norma en toda la comunidad científica; y, cuanto más grande es el cuadro, más detalles se pierden determinados investigadores.

3

¡SALTO ADELANTE!

*Las filosofías de una época se convierten en absurdos en la siguiente época,
y las insensateces de ayer se convierten en la sabiduría del mañana.*

SIR WILLIAM OSLER,
afamado médico canadiense, primer jefe de personal
del hospital Johns Hopkins

Aun después de comenzar con mis estudios de posgrado, en enero de 1972, seguí limpiando casas a tiempo parcial con Ben, manteniendo así un contacto diario con él. Estaba haciendo mi máster en sociología en la Universidad St. John's, en Queens. Y, aunque mis cursos de teoría, métodos de investigación y estadística me resultaban interesantes, mi verdadera curiosidad intelectual seguía estando en lo que había presenciado como seguidor de Ben. El hecho de disolver nubes y de obtener información de la nada apuntaba a algún principio subyacente mayor de lo que yo podía imaginar. Pero, antes de poder siquiera aburrirme con la cotidianidad, Ben dio un salto adelante que marcaría el rumbo de su vida y una buena parte de la mía.

Estábamos en su apartamento con unos cuantos amigos cuando uno de ellos le pasó la carta de una prima suya de Dallas que quería una lectura.

—No me digas nada más —insistió Ben, tomando la carta—. Cuanto menos sepa, más específico puedo ser. —Al cabo de pocos segundos, se echó las manos a la cabeza—. ¡No sé de qué va esto, pero me está entrando un dolor de cabeza que no os podéis imaginar!

Dejó la carta a un lado y el dolor de cabeza cedió. Volvió a tomar la carta, y el dolor regresó. Lo hizo varias veces más.

—Quizás no deberías tocar la carta —le sugerí.

—¡Voy a hacer que el dolor se vaya! —insistió.

Ben se fue a su dormitorio y se echó en la cama con la carta entre las manos. Volvió al cabo de unos quince minutos, exhausto, pero triunfante.

—¡He hecho que el dolor se fuera! —dijo jactancioso.

A pesar de la obvia satisfacción de Ben, no nos enteramos de que algo genuinamente original y nuevo había sucedido hasta que el amigo que le había entregado la carta llamó por teléfono a su prima de Dallas para hablarle de la lectura. Al parecer, la prima había estado padeciendo una fuerte migraña mientras Ben tenía la carta en sus manos. Cuando el dolor desapareció de la cabeza de Ben, también desapareció, misteriosamente, de la cabeza de la mujer. La intención de Ben no había sido la de curarla. Lo único que buscaba era liberarse a sí mismo del insoportable dolor de cabeza.

Hasta entonces, en las lecturas, Ben había identificado en alguna ocasión síntomas físicos, pero esa fue la primera vez que los experimentó en su propio cuerpo. En una ocasión, al tocar el carnet de la biblioteca de un amigo mío muy escéptico, se echó la mano derecha a la zona lumbar.

—Tu amigo Doug tiene dolor en esta zona. Es bastante reciente. Creo que se hizo daño al levantar algo. No es grave en este momento, pero podría hacérsele crónico si no se cuida. También tiene tensión en los hombros, pero eso es de los nervios. —Y a continuación hizo una de sus extrañas preguntas—: ¿Por qué motivo podría estar ansioso tu amigo?

—Se va a casar —respondí yo.

—Dile que no lo haga, si es que quiere liberarse de la tensión —sugirió Ben, que tenía un punto de vista cínico acerca del matrimonio.

Pero, de nuevo, los ojos se le pusieron vidriosos.

—Tu amigo tiene un bulto detrás de la oreja izquierda. Nada grave, aunque a él le preocupa. —Y, tras una pausa, añadió—: Creo que es un quiste sebáceo.

—¿Qué es eso?

—No tengo ni idea. Es lo que me ha salido.

Dado que Ben nunca preguntaba si había acertado, no le dije que, un mes antes, Doug se había lastimado la espalda levantando una caja. Más tarde, cuando le devolví el carnet de la biblioteca, también admitió la tensión en los hombros. Y asimismo vi el bulto que tenía detrás de la oreja izquierda. El médico le diría posteriormente que se trataba de un inofensivo quiste sebáceo.

La reacción de Doug ante el diagnóstico de Ben fue la típica. Aunque se sorprendió con su precisión, no mostró ninguna curiosidad por sus habilidades. El «efecto Doug».

La carta de Dallas marcó el inicio del trabajo de Ben haciendo diagnósticos. Y la casualidad quiso que realizara conmigo su primera curación intencionada.

Estábamos en la cocina de un cliente tomándonos un respiro en la limpieza. Ben estaba apoyado contra el frigorífico, tomándose un café, mientras yo permanecía sentado en uno de los bancos de la cocina, con las piernas colgando y un vaso de refresco en la mano. El incidente de la carta de Dallas había tenido lugar la noche anterior, y Ben aún estaba un tanto sorprendido con aquello.

—Cuando percibí el síntoma fue como si la parte superior de la cabeza me estallara. Me imaginé que el dolor era algo que podría disolver, como las nubes; y así lo hice, y me sentí mejor. Luego me enteré de que la mujer con la migraña había mejorado, al parecer, en el mismo momento. ¿Le estoy dando demasiada importancia a todo esto?

Me encantó escucharle decir «al parecer».

—No puedes descartar una coincidencia —respondí con cierta sensatez—. El dolor a veces viene y se va.

Yo debería saberlo pues, desde hacía unos cinco años, venía padeciendo un fuerte dolor en las lumbares que me había obligado a renunciar a mi beca de natación en la Universidad de Niágara. Cuando llevaba alrededor de cien metros nadando a mariposa, el estilo con el que había establecido un récord en la ciudad de Nueva York, ya no podía arquear la espalda sin sentir un dolor intenso. Ahora, aquel dolor se había hecho crónico. No podía estar demasiado tiempo de pie sin notar sus punzadas. Médicos de todo tipo habían sido incapaces de encontrar nada, ni de tipo estructural ni neurológico. Como tantas otras personas, no tenía otra opción que la de vivir con aquella dolencia, intentando compensarla con ejercicios de estiramiento.

Mientras hablábamos, sentí que se me agarrotaba la espalda e, instintivamente, llevé el pecho hacia las rodillas buscando alivio.

Ben se apoyaba contra el frigorífico con el hombro izquierdo, en tanto gesticulaba libremente con la mano derecha. Haciendo una mueca, dejó la taza de café en el banco y se puso la mano izquierda en la parte inferior de la columna.

—Me duele la espalda.

—¿Dónde? —le pregunté, tratando de mantener un tono casual.

—Aquí, donde tengo la mano. Es extraño. Me ha venido de repente, igual que con la carta —dijo mientras se tanteaba los bolsillos—. Quizás lleve encima algo de alguien que tiene dolor de espalda.

Sacó la cartera y la abrió.

—Tengo algunos cheques de clientes, pero no creo que sea eso.

Se encaminó hacia la puerta de la cocina, todavía con la mano en las lumbares.

—Quizás lleve algo en los bolsillos del abrigo —comentó.

—¡Alucina! —exclamé llamando su atención—. Vuelve. Soy yo.

A pesar de la molestia que sentía, me alegraba saber algo más que él por una vez en la vida.

—¡Ya puedes decir que eres psíquico! —añadí.

—¡Ah, estupendo, ahora tenemos los dos dolor de espalda! ¿Por qué no te guardas tu dolor para ti solo?

—Mejor aún, ¿por qué no nos arreglas a los dos?

—¿Cómo?

Me deslicé desde el banco de la cocina y me incliné sobre la mesa.

—Ponme la mano en la espalda.

—¿Por qué?

—Tú hazlo.

Ben me puso la mano izquierda en la zona lumbar. Casi de inmediato, comencé a sentir algo cálido, y luego verdadero calor. A medida que el calor entraba por mi columna, sentí que la espalda se me entumecía en un radio de unos diez centímetros, como si me hubieran inyectado novocaína. Con la mano de Ben aún en mi espalda, el entumecimiento fue desapareciendo poco a poco desde los bordes externos hacia el centro. Y cuando quitó la mano, se desvaneció definitivamente. El proceso duró menos de diez minutos.

—Ya no me duele la espalda —dijo Ben.

Me enderecé, me arqueé, giré y, finalmente, me doblé hasta tocarme los dedos de los pies.

—¿Qué estás haciendo? —preguntó Ben.

—Estoy intentando encontrar el dolor.

—Entonces, ¿también se te ha ido?

—Por completo.

—¡No me digas! —se burló Ben, marcando el retorno de sus habituales baladronadas.

Normalmente, su ambivalencia luchaba contra su confesa megalomanía, hasta que una o la otra obtenía una victoria temporal. En aquel momento, su actitud transmitía la idea de que, si había alguien que pudiera curar, ese era sin duda él.

—¿Qué has hecho esta vez? —pregunté.

—¿Quién sabe? En las últimas semanas venía teniendo la sensación de que las cosas iban a cambiar sin yo saber cómo. Cuando me has pedido ayuda, he tenido el presentimiento de lo que iba a ocurrir. En cuanto te he puesto la mano en la espalda, he sentido cómo la energía me pulsaba a través del brazo. Ha sido automático, la cosa más natural del mundo, y he sabido que este sería el próximo paso en mi proceso.

—¿Te vas a hacer sanador?

Aunque estaba anhelando hacer más preguntas, la extraña tristeza que percibí en los ojos de Ben me hizo comprender que en aquel momento lo mejor era guardar silencio. Para mis adentros, me preguntaba cómo el hecho de ser capaz de curar podía ser causa de melancolía, en lugar de alegría.

Como siempre, Ben había percibido algo que yo tendría que descubrir no sin dificultades. Era un tema sobre el cual volveríamos una y otra vez durante los siguientes años.

—Con esto de la sanación estoy abriendo la caja de Pandora, y no estoy seguro de si merece la pena —comentó en cierta ocasión—. Hay una gran diferencia entre dar información y tratar con la salud de la gente. Imagina que puedes aliviar el dolor, o sanar, o como quieras llamarlo. Cuando personas con enfermedades terribles vengan en tu busca, ¿cómo vas a ignorarlas? Me van a acosar durante el resto de mi vida, cuando lo que de verdad quiero es que me dejen en paz.

Y otras veces, en tono enigmático, expresaba:

—La verdad es que hay muchas personas que en realidad no quieren curarse, a pesar de lo que digan. Disfrutan de las atenciones que les dan por su enfermedad, o quizás es que simplemente quieren tener una excusa para no asumir responsabilidades. La gente a la que cure se sentirá resentida conmigo, la clase médica me menospreciará, y todos me van a mirar como a un monstruo.

Y, como el tiempo se encargó de demostrar, Ben tenía razón en todos los aspectos.

En cuanto a mi espalda, aunque yo pensaba que mi alivio sería temporal, no he vuelto a tener dolor en los treinta y cinco años que han pasado desde entonces. A pesar de no privarme de nada, desde competiciones deportivas hasta traslados de muebles, nunca he llegado a sentir ni la más mínima punzada de dolor. De hecho, yo diría que tengo ahora una espalda excepcionalmente fuerte. Si alguien alega que quizás mis síntomas fueran psicosomáticos, me parecerá estupendo. Una curación es una curación.

En cuanto Ben permitió que se supiera que podía curar, no le faltaron pacientes. Comenzó con problemas menores, con amigos y vecinos, que luego se lo contaron a otros, generando un suministro interminable de pacientes. Aunque curaciones como la mía, al primer intento, eran raras, distintos tipos de enfermedades parecían mejorar donde anteriormente no había habido mejoría alguna.

A pesar de que me sentía fascinado con la nueva profesión de Ben, esos casos eran despiadadamente sutiles. Todo era misterioso. Nada estaba controlado. Quizás tendría que haber aceptado esas curaciones como una cuestión de fe, pero yo me aferraba al empirismo. Necesitaba saber cómo funcionaba realmente el tratamiento.

A regañadientes, Ben accedió una vez más a que pusiera a prueba sus diagnósticos en un estudio de doble ciego, estudio que puse en marcha de manera informal en el hospital Deepdale, en Little Neck, Nueva York. A medida que ingresaban los pacientes, se les pedía que firmaran voluntariamente en una ficha, que la enfermera de ingresos introducía después en un sobre opaco, y luego en otro sobre más grande. Cuando tuvimos las firmas de ocho pacientes ingresados, le entregué a Ben los sobres de uno en uno para que hiciera el diagnóstico, sin saber ninguno de los dos ni siquiera el sexo del paciente. Pues bien, Ben acertó en todos los casos salvo en uno, aunque posteriormente nos enteraríamos de que no se había equivocado, cuando esa persona fue ingresada un mes más tarde debido a un error de diagnóstico del hospital.

Mientras tanto, ocurrió algo que vino a derribar hasta el más mínimo escepticismo que me pudiera quedar. Ben y yo estábamos con mi hermana, Lynn, y mi novia, que intentaba abrir una lata de refresco con un cuchillo.

—Ten cuidado con ese cuchillo —la advirtió Ben, justo en el momento en que se le iba la hoja y se hacía un corte profundo en el índice derecho.

Dando un salto, Ben le agarró el dedo, del que no paraba de brotar sangre, con la mano izquierda.

—No me aprietes —protestó ella—. Me duele.

Pero Ben no estaba apretando, pues pude constatar que había bastante espacio entre los dedos de él y los de ella.

—Cállate, se está curando —insistió él, negándose a soltarla.

Veinte minutos después, Ben le soltó el dedo. La herida se había curado. No había corte, ni cicatriz, ni siquiera costra; no había ninguna señal de la herida, salvo la sangre derramada.

A cada persona le impresionaba algo diferente. Para entonces, yo ya tenía la espalda bien y había presenciado multitud de curaciones espectaculares, pero nada me afectó tanto como ver curarse la herida del dedo de mi novia ante mis propios ojos. Me quedé literalmente mudo, mientras ella, con el rostro ceniciento, seguía toqueteándose el dedo en el punto en el que la herida debería haber estado, murmurando: «¡Dios mío!».

Creo que incluso Ben se asustó, porque se fue a su casa casi inmediatamente después de aquello.

4

LAS SANACIONES

Los milagros no contradicen a la naturaleza, solo contradicen aquello que sabemos de la naturaleza.

SAN AGUSTÍN

Hizo falta un año, más o menos, desde que Ben me tomara como compañero de limpieza, para que me encargara de hacerle perder todos sus clientes. Para entonces, él ya estaba trabajando a tiempo completo como sanador. Aunque nunca cobró por sus lecturas, sí lo hacía por sus sanaciones: paga lo que quieras, si quieres. En un momento dado, entre bromas, me ofrecí a hacerle un cartel: «OFERTA ESPECIAL DEL DÍA, LA LEUCEMIA A 15 DÓLARES». Mucha gente le pagaba incluso menos. A él no parecía importarle, pero a su esposa sí.

La gente acudía en masa desde todos los ámbitos sociales y con todo tipo de dolencias. Existe, según pude constatar, una indefinida trama subterránea de personas desesperadas por el dolor que han caído a través de las grietas del sistema médico. Y también descubrí que Ben disfrutaba

63

siendo el centro de atención, a pesar de sus quejas acerca de lo que la gente esperaba de él. De hecho, estaba a sus anchas cuando la gente lo necesitaba.

Uno de sus primeros pacientes fue un estudiante de secundaria llamado Mark, que llegó con muletas acompañado por sus padres.

—No puedo levantar el pie derecho –le dijo.

Aunque Ben no se esmeró pidiendo detalles, la madre de Mark parecía sentirse obligada a suministrarlos. El muchacho se había quedado inconsciente durante alrededor de cinco minutos la semana anterior, durante un partido de fútbol americano. Cuando volvió en sí, el pie le daba sacudidas de forma incontrolada. Sospechando que pudiera haber algún problema neurológico, los médicos le habían prescrito un fármaco, L-Dopa, dado que sus síntomas eran similares a los del párkinson. Y, aunque esto alivió los síntomas, Mark seguía sin poder mover el tobillo; un caso clásico de pie equino.

Ben situó su silla delante de Mark, de tal modo que el chico pudiera apoyar el pie derecho sobre la rodilla izquierda de Ben. Luego, le pasó la mano izquierda sobre el tobillo durante alrededor de un minuto, para anunciar finalmente:

—No encuentro nada que esté mal. Al menos, no hay dolor.

—¿Cómo sabe eso? –preguntó el padre.

—Si lo hubiera, lo sentiría.

Mark, que era un muchacho bastante tímido, guardaba silencio.

Después, Ben le puso a Mark el pie en el suelo y le dijo que lo moviera. Aunque podía levantar la pierna, no tenía movilidad en el tobillo. Entonces, poniéndose detrás del muchacho, Ben posó las manos sobre sus hombros, cerca del cuello, casi como si lo fuera a estrangular. Al cabo de cinco minutos, pasó la mano izquierda sobre la cabeza de Mark, dejándola finalmente en la parte superior izquierda.

—El problema está aquí —dijo—. La lesión la tienes en el cerebro, tal como dicen los médicos, no en el tobillo.

Ben mantuvo la mano en aquella zona durante más de quince minutos.

—De acuerdo, mueve el pie —dijo, una vez transcurrido ese tiempo.

Haciendo uso de una gran concentración, Mark pudo levantar los dedos de los pies unos siete u ocho centímetros, mientras mantenía el talón en contacto con el suelo. Luego, bajando los dedos de nuevo, levantó el talón alrededor de cinco centímetros. Por último, con el pie plano, rotó el tobillo unos dos o tres centímetros.

—¡Mira, puedo moverlo! —exclamó, mirando satisfecho a sus padres.

El padre se había quedado mudo, en tanto que la madre se puso a llorar. A mí se me erizó la piel.

—Es suficiente por hoy. Volved mañana y terminaré el trabajo —dijo Ben mientras retiraba las manos del joven.

—Muchísimas gracias, señor —dijo Mark, sonriendo todavía—. ¡Ha sido increíble!

Cuando se fueron, Ben me permitió que le interrogara.

—¿Qué ha ocurrido?

—No sé. Hay una energía que pasa a través de mí. Siento cómo baja por mi brazo izquierdo hasta llegar a la mano —dijo señalando un punto en su palma izquierda, ligeramente descentrado hacia el pulgar—. Aquí. Siento cómo sale el calor, un calor que no parece tener su origen en mí.

—¿Qué hacías cuando le pasabas la mano a Mark por el pie y por la cabeza?

—Intentaba sentir si había algo fuera de lo ordinario, cualquier cosa que eso signifique. Y, dado que no he captado nada en el pie del chico, me he dirigido instintivamente hacia la cabeza, donde he encontrado un punto caliente. No estoy seguro de si el calor procedía de su cabeza o de mi mano, o de ambas; pero he sentido que tenía que tratar ese punto caliente.

—¿Cómo es que pudiste arreglarme a mí la espalda y curarle el dedo a mi novia con una sola intervención y, sin embargo, no has podido hacerlo igualmente con Mark?

—La sensación de la energía en mi mano comenzó a disminuir, y tuve la impresión de que esa era toda la energía que Mark podría aceptar por hoy. Estoy casi seguro de que su problema se puede resolver con algún tratamiento más.

Y así fue. Al cabo de cinco tratamientos, el muchacho recobró la plena movilidad del tobillo.

El caso de Mark resultó ser una especie de plantilla. A partir de entonces, Ben ponía las manos sobre los hombros de sus pacientes o, en ocasiones, sobre el plexo solar. Y, al cabo de unos minutos, se ponía a buscar puntos calientes. Con frecuencia, pero no siempre, coincidían con la zona dolorida. Pero, dondequiera que estuvieran, Ben se concentraba en ellos.

La mayoría de los tratamientos duraban entre treinta y sesenta minutos, o poco más, dependiendo de la gravedad de la dolencia. A medida que la popularidad de Ben iba creciendo, el comedor de su casa comenzó a parecer la sala de espera de un médico, salvo por el hecho de que era allí mismo donde trabajaba, pasando de uno a otro paciente, y tratando hasta a quince personas en una sesión.

En aquellos días vi cosas ciertamente sorprendentes. Aun a riesgo de parecer un tanto bíblico, presencié escenas en las cuales el ciego recobraba la visión, el sordo volvía a oír y el cojo echaba a andar, junto con una serie de curaciones de cáncer que la profesión médica consideraba sumariamente como remisiones espontáneas. Pero yo no me acostumbraba; aquello seguía asombrándome. En tanto que las lecturas de Ben me habían fascinado, sus curaciones me tenían completamente absorto.

Curaciones instantáneas como la que yo había experimentado no eran habituales, aunque la mayoría de los tratamientos producían efectos perceptibles. En ocasiones, daban lugar a un empeoramiento inicial de los síntomas, particularmente en aquellas dolencias en las que había dolor. Aunque esto me alarmaba, Ben lo veía como una parte necesaria dentro del proceso, más largo, de la curación. Normalmente, la gente tenía que volver varias veces para curarse definitivamente, aunque en ocasiones la sanación o la mejoría tardaban en llegar. Me acuerdo de una mujer de cuarenta y tantos años que estuvo acudiendo semana tras semana por una artritis reumatoide; aunque Ben le proporcionó mucho alivió e incluso le enderezó los dedos, la mujer nunca llegó a curarse del todo.

Con el transcurso de los meses me di cuenta de que existía una relación entre el tiempo que una persona venía padeciendo una enfermedad y el número de tratamientos necesarios para curarla. Aunque alguien que se hubiera quedado ciego recientemente por causa de un accidente podía recuperar la visión con relativa rapidez, las personas que llevaban años ciegas debido a la diabetes recobraban la vista poco a poco, al tiempo que reducían su necesidad de insulina. Las dolencias que podrían describirse como naturales también resultaban difíciles de resolver. Por ejemplo, la miopía no es una enfermedad del ojo, sino una consecuencia de la forma del globo ocular. Cuando Ben me trató la miopía, mi visión mejoró lo suficiente como para que el mero hecho de usar las gafas me generara tensión en los ojos. Dado que mis ojos necesitaban trabajar bastante más, tuve que pasar un tiempo prolongado en el cual no era capaz de ver bien ni con gafas ni sin ellas, pues de otro modo habría tenido que volver a graduarme las gafas tras cada tratamiento con Ben. Dado que ninguna de estas perspectivas resultaba demasiado práctica, opté finalmente por dejar las cosas como estaban, y mis ojos se reajustaron de nuevo a las gafas.

Lo que me ocurrió a mí les ocurrió también a otras personas, lo cual llevó a Ben a reflexionar sobre lo divertido que sería tratar a un optometrista que tuviera acceso a una graduación ilimitada de lentes. No obstante, optó por tratarse también la vista a sí mismo y, con el tiempo, pudo dejar de lado las gafas que utilizaba para leer.

En ningún caso estoy hablando aquí de sanación por la fe, la cual, por mera definición, precisa de fe por parte del sanador, del paciente, o de ambos. Muchas personas que habían visitado previamente a sanadores de fe le preguntaban a Ben si tenían que creer en algo especial, a lo cual él les decía siempre que no. De hecho, nos dio la impresión de que, en términos de igualdad, cuanto menos creía la gente más rápidas eran las sanaciones; esto nos llevaba a bromear y denominar la práctica de Ben como de «sanación sin fe». Sus pacientes favoritos eran los que empezaban diciendo: «Yo creo que esto no son más que tonterías, pero no tengo a nadie más a quien recurrir». Ben y yo reconocíamos desde el primer momento que, metafóricamente, esa persona se hallaba en la base de la cadena alimentaria.

Un caso único en su especie fue el de Nicholas, que por entonces tenía veintitantos años. Toda su vida había querido ser policía del estado, pero la estatura exigida para el puesto era de un metro setenta y dos centímetros, y a él le faltaba poco más de un centímetro. Ben y yo lo tratamos unas cuantas veces hasta que un día volvió loco de alegría. ¡Ya era policía estatal! Lo que nunca sabremos es si conseguimos darle ese centímetro y poco que le faltaba o si se las ingenió de algún modo para poner nervioso al agente de reclutamiento.

A diferencia de la mayoría de los videntes y psíquicos, Ben nunca afirmó tener días buenos y días malos. Que la sanación fuera efectiva estaba más en función del problema que debía tratar que de cómo se sintiera él; y si estaba malhumorado cuando comenzaba con las sanaciones, el trabajo normalmente le animaba. De igual modo, Ben no parecía verse afectado por las distracciones. Podía sanar a alguien mientras tenía una conversación deshilvanada con otra persona. De hecho, decía que aquel compromiso emocional periférico mejoraba su rendimiento.

Tal como descubrió con la carta de Dallas, Ben también era capaz de sanar a distancia, algo que él denominaba «sanación ausente»; pero aquello le agotaba. Si se ponía bajo la almohada un objeto perteneciente a un paciente, se despertaba exhausto. También tuvo fracasos inesperados. Quizás una persona a la que estaba tratando de una enfermedad grave decía: «Ya que estoy aquí, ¿me podría quitar esta verruga?». Pero Ben no podía curar las verrugas, ni los resfriados, aunque sí aliviar la congestión temporalmente.

No obstante, Ben obtenía resultados espectaculares con una amplia variedad de cánceres, hasta el punto de que su tratamiento podía servir, en el peor de los casos, como herramienta de diagnóstico. Si un tumor respondía de inmediato, eso significaba que era maligno. Si no lo hacía, podías dar por supuesto que probablemente era benigno. Aunque quien tenía el tumor pudiera poner objeciones de carácter estético, a su cuerpo parecía importarle poco. Su mejor pronóstico de curación era con un cáncer agresivo en una persona joven que no hubiera sido sometida a tratamiento por radiaciones o quimioterapia. Estos tratamientos son, por naturaleza, asesinos que destruyen tanto las células sanas como las cancerosas. Pero, dado que las células cancerosas crecen con más rapidez que las sanas, la esperanza estriba en que se vean afectadas más pronto y, por tanto, mueran más rápido. En cambio, el tratamiento de Ben no dañaba a las células sanas.

Antes de que Ben hubiera llegado muy lejos en su práctica curativa, las reacciones psicológicas que él había anticipado comenzaron a acumularse.

Muchas personas, en su búsqueda de curación, lo primero que querían saber era cuánto tiempo les llevaría. Me daban ganas de preguntarles: «¿Cuánto tiempo sería excesivo para usted? Si necesita ocho semanas para curarse de un cáncer, ¿le parecerá mal?». Muchos de los que se introducían por vez primera en el mundo de la sanación a través de las manos parecían programados para esperar una cura instantánea como única validación, a diferencia de las frustraciones que parecían estar dispuestos a soportar dentro del sistema médico tradicional. Un chico con leucemia se enfadó con Ben por no curarle en una sola sesión. Según su lógica, si Ben pudiera incrementar el número de glóbulos rojos en un 40% en una semana, podría haberle curado en el acto, en lugar de tener que volver para otra sesión.

Por sorprendente que pueda parecer, más de la mitad de las personas que no fueron curadas en una sola sesión ya no volvieron, aun cuando hubo quienes experimentaron espectaculares mejorías en casos de alergia, dolores, o síntomas debilitantes de cáncer, diabetes o artritis. Para mí, esto era exasperante; pero Ben se lo tomaba con filosofía pues ya lo había pronosticado. Al final llegué a la conclusión, tal como había comentado mi amigo, de que muchas personas no quieren curarse. Y esto era especialmente cierto en multitud de individuos que estaban enfermos o con dolor desde hacía mucho tiempo. Parecían haberse hecho dependientes de sus dolencias como algo que formara parte de su identidad. La vida sin sus enfermedades era inconcebible, a pesar de los desesperados esfuerzos que hacían por buscar alivio, no solo para satisfacer a quienes los rodeaban, sino también para mantener la farsa ante sí mismos. Ir de aquí para allá entre médicos, quiroprácticos, psíquicos, videntes, sanadores y demás se había convertido en un fin en sí mismo, un fin al que resultaba difícil renunciar. La literatura psiquiátrica está llena de tales casos, y sin duda son muchos los médicos que sospechan que una proporción desconcertantemente alta de sus pacientes, para los cuales prescriben medicamentos de forma asidua, tienen problemas emocionales más que físicos.

Un amigo mío, muy inteligente, me sorprendió especialmente al exhibir una de esas aberrantes respuestas.

Walter era un licenciado compañero mío, con el que de vez en cuando estudiaba. Un día, estando yo en la biblioteca de la universidad, apareció con muletas. Al parecer, una semana antes había experimentado un dolor agudo en la pierna derecha que había ido progresivamente a peor. Dos médicos, un quiropráctico y un neurólogo, habían sido incapaces de ayudarle.

—Me duele mucho... ¡Mucho! ¡Me gustaría arrancarme la pierna! —comentó con los ojos empañados y apretando los dientes.

Walter, que era de Nigeria, donde se supone que los hombres han de ser muy machos, era habitualmente un maestro subestimando a los demás. Y al hablarle de Ben, de pronto se echó atrás, casi al punto de tropezar con sus propias muletas.

—¡Eso es una locura! —exclamó.

Para entonces, yo sabía lo suficiente como para no discutir.

—Bien, como quieras —respondí.

Walter estaba haciendo su tercer doctorado, y yo pensé que *eso sí* era una locura.

—Disfruta del dolor —le dije alegremente cuando nos despedíamos.

—¡Espera! —exclamó mientras se acercaba renqueante—. ¿De verdad tu amigo puede ayudarme?

—¿Acaso tienes algo que perder?

Telefoneé a Ben y, dado que se hallaba en mitad de una sesión de sanación, nos invitó a ir allí. Pero cuantos más detalles le daba a Walter durante el recorrido, más inquieto parecía.

Cuando llegamos, Ben estaba tratando a una paciente nueva, un caso de cáncer. Otra mujer estaba esperando su tercer tratamiento para una artritis reumatoide, algo que siempre le resultaba difícil a Ben. En cuanto terminó con la paciente de cáncer, le indicó a Walter que se sentara en la silla. Y este, tras protestar porque no era su turno, terminó por obedecer dócilmente.

Ben siguió su rutina habitual hasta que sus manos se detuvieron en un punto, en torno a siete u ocho centímetros de la rodilla de Walter. Lo trató durante alrededor de veinte minutos, mientras el resto de la gente de la sala charlaba.

—¿Cómo sientes la pierna ahora? —le preguntó Ben.

—Nada que comentar —respondió Walter inexpresivo.

Sin alterarse, Ben le dijo que esperara un poco mientras trataba a la mujer de la artritis.

Vi que Walter presionó cautelosamente su pierna y, luego, volvió caminando con lentitud hasta su silla. Evitando mi mirada, se masajeó la pierna, subiéndola y bajándola de forma sistemática.

Al cabo de cinco minutos, Ben le dijo:

—Si la pierna todavía te duele, te la volveré a tratar. Nunca se sabe cuánto tiempo hace falta.

—Nada que comentar —repitió Walter.

—Esto no es una conferencia de prensa —solté yo—. ¿Cómo sientes la pierna?

Walter me miró casi con tristeza, luego miró a Ben y, finalmente, volvió a mirarme a mí.

—He estado aquí sentado intentando darle algún sentido a lo que acaba de ocurrir. Alrededor de cinco minutos después de que me pusiera usted la mano en la pierna, el dolor desapareció. —Y añadió avergonzado—: Y he estado intentando que volviera.

Ben, que seguía tratando a la mujer artrítica, simplemente asintió con la cabeza, pero yo me sentía molesto.

—Creo que estaría bien que mostraras gratitud.

Ben me hizo gestos para que me calmara, mientras Walter caminaba normalmente por la habitación, sin las muletas.

—Sí, estoy agradecido, pero también estoy confuso. Yo me eduqué en una sociedad tribal que cree en la magia y en médicos hechiceros, todo lo cual yo siempre rechacé.

—Walter se ve como un intelectual —comentó Ben—. Es un converso de lo racional. Y ahora vengo yo a inquietarle con su pasado.

Walter no dijo ni una palabra mientras le llevaba en el automóvil hasta su casa. Cada vez que yo intentaba entablar conversación, él simplemente asentía con la cabeza. Cuando llegamos a su casa, me estrechó la mano cortésmente y me dijo:

—Gracias. Aprecio mucho lo que has hecho.

Nunca volvimos a estudiar juntos. Cuando nos encontrábamos por ahí, él se mostraba amable pero, si me atrevía a preguntarle por la pierna, su rostro se volvía inexpresivo: el «efecto Walter».

Posteriormente, cuando Ben y yo estuvimos hablando del caso de Walter, me comentó:

—Si comprendes su problema con la sanación a través de las manos, entenderás por qué las comunidades científica y médica nunca aceptarán esto tampoco.

Pero yo no le creí. ¿Por qué unos profesionales, consagrados a aliviar el sufrimiento de sus pacientes, iban a rechazar un método tan efectivo, tan económico y tan carente de efectos secundarios?

Esa era una más de las cosas que yo tendría que aprender con el tiempo y que, por desgracia, tendría abundantes oportunidades de hacerlo. Caso tras caso, vi cómo los médicos descartaban las curaciones de Ben, curaciones confirmadas por sus propios rayos X, TAC y análisis de sangre, y las consideraban como «simples» remisiones espontáneas. Nadie estaba interesado en el patrón que nosotros presenciábamos a diario. Aunque es cierto que los cánceres pueden remitir, un médico puede considerarse afortunado de ver un solo caso de remisión en toda su carrera, y no hablemos ya de docenas, uno detrás de otro. Y si Ben hubiera curado solo un tipo particular de cáncer, podríamos haber calculado al menos las probabilidades de remisión, pero estaba terminando con todo tipo de cánceres. Su espectacular éxito era la prueba más dura en su contra.

Tomemos el caso de Nancy, que tenía confirmada ya una operación para amputarle un pie debido a una gangrena. Dos días después de ver a Ben, la gangrena había desaparecido. Su médico se quedó profundamente impresionado, pues la gangrena no tiene remisiones espontáneas. Pero cuando Nancy le preguntó si querría conocer al hombre que la había curado, él se negó, aduciendo:

—Si acepto esto, tendré que echar por la borda toda mi formación médica. Lo que he visto aquí es imposible. —No obstante, a diferencia de la mayoría de médicos, aquel hombre fue lo suficientemente generoso como para añadir—: No quiero conocer a su sanador pero, extraoficialmente, le recomiendo que siga acudiendo a él en lugar de a mí.

Desgraciadamente, en al menos un caso, el típico rechazo médico de «esto es demasiado bueno para ser cierto» tuvo resultados dramáticos. Lillian era una enfermera de quirófano a quien había conocido a través de uno de sus compañeros de trabajo. Aunque este tipo de profesión lleva a veces a las personas a hacerse duras y cínicas, ella era excepcionalmente agradable, tranquila y compasiva. Le gustaba cuidar a la gente.

En los tres años anteriores, a Lillian le habían extirpado varias lesiones precancerosas sin mayores complicaciones. Pero, ahora, una exploración había revelado que el cáncer había invadido su cuerpo como si deseara vengarse; estaba por todas partes. Tenía dificultades para respirar, no tenía apetito y se cansaba con facilidad. El pronóstico era de unos cuantos meses de vida, en el mejor de los casos.

A petición de mi amigo, puse a Lillian en contacto con Ben; aunque mi amigo era escéptico en lo relativo a la carencia de documentación formal de Ben, estaba desesperado por Lillian, pues ella tenía solo veintidós años.

Aunque Lillian parecía haberse tomado el asunto con serenidad, su marido, Tony, estaba frenético por los dos. No dejaba de repetir: «Pensé que ahí se acababa todo. Es una pesadilla».

Ben canceló sus citas aquel día para poder concentrarse en Lillian.

—El cáncer me ha hecho metástasis en todos los órganos principales —le dijo a Ben con ese estilo clínico tan directo—. Pasado mañana tengo una cita con el oncólogo, pero tanto mi cirujano como el internista me han dicho que no hay muchas esperanzas.

Ben se limitó a asentir con la cabeza.

—Vamos a ver qué podemos hacer.

La trató durante dos horas seguidas, tras las cuales Lillian parecía respirar mucho mejor. Mientras se iban, la escuché decirle a su marido que tenía hambre.

Cuando volvió al día siguiente, nos encontramos con un cambio espectacular. En lugar de jadear, parecía que llevara muelles en los pies. Después de otras dos horas de tratamiento por parte de Ben, Lillian estaba riendo y gastando bromas por tonterías.

El tercer día, llegó muy emocionada.

—Tony y yo nos fuimos a la bolera anoche —nos contó—. Me siento como nueva.

Incluso Tony se había relajado lo suficiente como para gastarle bromas.

—¡Pero todavía no puede hacer un pleno en los bolos! —comentó sonriendo.

Ben la trató durante una hora más y, luego, ella se fue a la cita que tenía concertada con su médico.

Ben parecía satisfecho consigo mismo.

—Nunca había tratado a nadie con tanta intensidad —me confesó—. Algo ha sucedido con Lillian. Puedo sentirlo.

Y, de hecho, había sucedido. Todavía me encontraba con Ben cuando Lillian llamó por teléfono, varias horas después. Mientras yo esperaba en el salón, Ben estuvo hablando en privado con ella durante un buen rato, hasta que volvió y se desplomó en un sillón a mi lado. Parecía abatido.

—No le encuentran ningún tumor —anunció.

Yo solté un grito, pero Ben no respondió.

—¿Me estoy perdiendo algo? —pregunté.

Según Lillian, cuando el radiólogo la examinó con rayos X y con el TAC para comprobar el desarrollo de los tumores, no encontró ninguno en absoluto. La exploró con un aparato diferente. Los mismos resultados. Y el análisis de sangre los apoyaba también: no había cáncer. Emocionada, Lillian le contó al médico que la había tratado Ben. Él no le dio ningún valor a su relato, e insistió en seguir adelante con el protocolo de tratamiento reglamentado para su enfermedad.

—¿Qué enfermedad? —pregunté incrédulo.

—La que tenía antes y que el médico da por hecho que sigue teniendo. No se cree los resultados de las pruebas. O quizás se supone que es algo preventivo; algún protocolo que en la profesión médica se supone que hay que seguir.

—¿Y qué dice Lillian?

—Me ha dicho que estaba muy agradecida, pero que había decidido seguir adelante con los tratamientos, por si acaso. No pude convencerla de que no lo hiciera.

—¿Y qué es lo peor que puede ocurrir?

—¡Ese tratamiento es letal! —exclamó sombrío Ben.

Lillian fue tratada con el máximo nivel de radiaciones, combinadas con dosis masivas de quimioterapia. Dado que el diagnóstico original indicaba que había pocas esperanzas para ella, sus médicos pensaron que valía la pena intentarlo así.

De principio a fin, Lillian se comportó como una paciente obediente. Aceptó todo lo que los médicos le ordenaron. Se le cayó el cabello y adoptó el aspecto enfermizo y abotargado de una paciente de quimio. Y aunque Ben fue al hospital para intentar contrarrestar los efectos posteriores de los tratamientos, no pudo compensar tantos daños. Lillian había recibido tanta radioterapia que uno de sus pulmones dejó de funcionar y tuvieron que extirpárselo. Varias horas después de la operación, fallecía por una insuficiencia cardiaca. Afortunadamente, el equipo no hizo ningún intento serio por reanimarla.

De forma rutinaria, el pulmón de Lillian fue enviado al departamento de patología para un análisis post mórtem, y extraoficialmente nos enteramos de que no habían encontrado ni rastro del cáncer.

De todos los casos que tuvimos, el de Lillian fue el que más nos afectó, tanto a Ben como a mí. Aunque a él siempre le había sacado de quicio que sus pacientes aceptaran la explicación de sus médicos de remisión espontánea, nunca antes aquella absurda actitud había tenido unos resultados tan dramáticos. La muerte de Lillian escandalizó profundamente a Ben, hasta el punto de que probablemente hubiera abandonado sus prácticas curativas, de no ser por la responsabilidad que sentía hacia aquellas personas que seguían en tratamiento. Pero lo que sí hizo fue cambiar drásticamente sus métodos.

5

EL APRENDIZ DE BRUJO

La ciencia actual está bloqueada por paradigmas. Todos los caminos se hallan bloqueados por unas creencias que son erróneas, y si uno intenta publicar algo en una revista académica hoy en día, se tendrá que enfrentar al paradigma, y los editores desestimarán su trabajo.

SIR FRED HOYLE,
astrónomo

Desde que le conocía, Ben había sido un personaje peculiar, con una visión pesimista de la vida. Y ahora, su trabajo de sanación, con su torbellino de triunfos y tragedias, le estaba empujando aún más hacia la oscuridad. Dado que no siempre podía separar su mundo interior de su mundo exterior, no siempre distinguía tampoco entre lo que una persona decía y lo que pensaba. Y esto le llevaba a pronunciar comentarios extraños en respuesta a afirmaciones que nadie había hecho.

Una de nuestras más insólitas discusiones —¡cercana a una pelea a gritos!— tuvo lugar cuando Ben me acusó, delante de testigos, de interrumpirle cuando me acababa de sentar en silencio para verle trabajar. Si hubiéramos estado en dos habitaciones distintas, le habría resultado aún más difícil diferenciar entre comentarios expresados y pensamientos no expresados.

Ben bromeaba a veces diciendo que él, en realidad, no pertenecía a este planeta. Aseguraba que era del sistema estelar de Alfa Centauro (favorito de los aficionados a la ciencia ficción), y que yo era su gemelo astral. Como en la mayoría de esas ocurrencias que nos hacen reír, aquel comentario reflejaba en el fondo una verdad: lo alienígena que se sentía en un mundo que no comprendía. La mayoría de las personas tienen potentes filtros —algunos naturales, otros inspirados culturalmente— que hacen que no sean conscientes del 99,99% de lo que sucede a su alrededor, pero las fronteras de Ben se estaban desmoronando. Se veía inundado por sensaciones que no siempre podía asimilar. Se hallaba en un punto muy peligroso, y en más de una ocasión había dicho algo sobre el suicidio.

Intentando sanar al sanador, me llevé a Ben a ver a una psiquiatra que tenía su consulta en Manhattan. Tras una valoración en privado, la psiquiatra lo invitó a participar en una sesión de terapia grupal. Y, dado que yo no pude estar presente, el resto de la historia la cuento como me la contó él, si bien a mí me parece bastante creíble.

Los pacientes de la psiquiatra se hallaban sentados en círculo hablando de sus problemas, como habían estado haciendo muchos de ellos durante años. Ben no parecía tener muchas ganas de participar, de modo que la psiquiatra le animó a ello y, claro está, fue como descorchar una botella para dejar salir al genio de la lámpara. Ben recorrió todo el círculo describiendo a cada paciente el origen de su problema con asombroso detalle: «Usted sufrió tal trauma en tal fecha y usted escribió acerca de esto en esa carta que tiene en el cajón izquierdo de la mesita de noche, detrás de los calcetines». Un hombre ya mayor se sintió tan impactado que se echó a llorar. El grupo se volcó con Ben y, como es natural, la psiquiatra se sintió profesionalmente amenazada. Supongo que la mujer estaría todavía en estado de shock cuando le dijo al salir:

—Basándome en sus síntomas, yo le diagnosticaría a usted como esquizofrénico paranoide leve. Pero el problema es que, cuando dice que ve y escucha cosas, es que las ve y las escucha de verdad; y cuando piensa que la gente le rechaza, tiene razón también.

Y la mujer demostró la veracidad de su última afirmación dando por terminada la terapia. Y, en cuanto a Ben, ese no fue más que otro ejemplo de mi tonto empeño por llevarle a ver a «expertos» que no eran tales.

Aunque mi relación con él había mantenido una sorprendente constancia, mi vida había ido cambiando en casi todos los demás aspectos. En abril de 1973 me casé; en diciembre de aquel mismo año, obtuve mi máster en sociología por la Universidad St. John's, y ahora me encontraba dando clases de sociología en la Universidad Metropolitana de Nueva York y en el Seton College, en el condado de Westchester, que forma parte del área metropolitana de Nueva York. Luego, en marzo de 1975, mi padre, Earl, murió súbitamente a la edad de cincuenta y siete años. Pero, por espeluznante que parezca, yo ya había predicho su muerte varios años antes.

A los diecinueve años me desperté un día de un sueño muy lúcido en el cual había visto a mi padre sufriendo un intenso ataque cardiaco. Cuando mi madre telefoneó aquella misma mañana para decirme lo que yo ya sabía, me escuché a mí mismo decirle de forma impulsiva que se pondría bien, pero que tendría un segundo ataque, esta vez fatal, en el plazo de unos años. Aquella intuición me llegó exactamente del modo en que Ben contaba que le llegaba a él la información. Y en 1975, justo en el momento exacto, eso es lo que ocurrió. Dado que mi padre tenía sobrepeso, era fumador y bebía bastante, incluso después de su primer ataque, cualquiera diría que mi predicción no era más que un cuasi suicidio bastante predecible. Sin embargo, ese fue uno entre varios fallecimientos con los que soñé de forma anticipada cuando era adolescente. Aquellos sueños, que eran siempre muy dramáticos y cualitativamente distintos al resto de los sueños, me incomodaban mucho, y me inquietaban porque no sabía qué hacer con ellos. Alguien a quien no conocía demasiado, o a quien no había visto durante un tiempo, me venía de pronto a la cabeza y no era capaz de sacármelo de ahí. Después, soñaba con algún tipo de accidente, que luego le ocurría a esa persona en la realidad, causándole la muerte.

No salgo de mi asombro ahora, echando la vista atrás, al recordar lo imprudentes que podíamos ser cuando éramos adolescentes. Ni se nos pasaba por la cabeza a nosotros, ni a muchos adultos en los años sesenta, que beber y conducir no era una buena mezcla. Salíamos de un bar y nos amontonábamos en un vehículo, y luego intentábamos discernir dónde estaba la carretera. Conocí a chicos que se estrellaron contra un árbol y murieron. Otros lo hicieron en los rompeolas. Nadie parecía atar los cabos. Y, dado que aquella fue la época psicodélica, también hubo fallecimientos por sobredosis de drogas.

Me acuerdo de Charlie, un chico de mi barrio, de dieciséis años, que se mató en un accidente de automóvil. Y, aunque murieron otros dos chicos con él, su imagen no dejaba de atormentarme. También soñé con otro Charlie, el hermano de mi mejor amigo en la infancia. En mi sueño, moría de una sobredosis, que es exactamente lo que le ocurrió; probablemente porque, siendo las drogas ilegales, él no sabía cuál era la dosis correcta. Quizás pienses que Charlie era una persona en situación de riesgo y que cualquiera podría haber pronosticado su muerte y que, dado que murió más gente que sueños proféticos pude tener yo, no deberíamos darle demasiada validez a mis sueños. Pero, si te sumerges en la literatura de la PES, tanto en la académica como en la popular, verás que los sueños proféticos abundan. No sé si mis experiencias fueron inusuales, o si simplemente escapé del sesgo cultural que tiende a negar los acontecimientos de percepción extrasensorial.

Aquellos sueños juveniles de muerte me dejaron cierta sensación de asombro y de curiosidad, y me llevaron a la lectura de libros de temas paranormales, que en un principio seleccionaba al azar. En el libro *Search for the Truth (En busca de la verdad)*,[1] de Ruth Montgomery, la autora decía recibir mensajes espirituales a través del método de escritura automática. Aquello sonaba bien. Pero, cuando me senté con un bolígrafo y vacié mi mente para escuchar lo que pudiera llegarme desde el más allá, no ocurrió nada. Y sucedió lo mismo con los tableros de ouija. La *planchette* nunca se movió estando mis dedos sobre ella. En mi caso, nadie hubiera podido decir si yo disponía de capacidades psíquicas o no. No obstante, alrededor de un año después de que Ben iniciara sus prácticas curativas, comencé a trabajar con él, al igual que había hecho con la limpieza de casas. Él aseguraba que las sanaciones iban más rápidas de aquella manera, y que la diferencia era cualitativa, no solo cuantitativa. También afirmaba que yo tenía la capacidad de sanar por mí mismo si así lo decidía.

—Has pasado tanto tiempo conmigo que algo se te tiene que haber contagiado —decía—, pero creo que podrías hacerlo de todos modos. Puedo sentirlo. Recurro a tu uso natural de la energía del mismo modo que recurro al mío propio.

Aunque era divertido trabajar con Ben, estaba encantado de no tener que asumir toda la responsabilidad. Al igual que un discípulo que estuviera aprendiendo con Picasso, me mostraba reacio a plantar mi propio caballete y comenzar a dibujar figuras. Pero con el tiempo me lancé; nada importante al principio, solo dolores y achaques, pero parecía que funcionaba. Descubrí que mis sensaciones durante la sanación eran una réplica de las de Ben. También sentía una oleada de energía, y que se me calentaban las manos. Sentía los puntos calientes al igual que él, a veces en las zonas afligidas, a veces en otras partes del cuerpo de mis pacientes. Con anterioridad a esto, yo daba erróneamente por supuesto que era Ben el que generaba los puntos calientes que, más tarde, cualquier otra persona podía sentir.

Junto con este trabajo clínico, estudié también la literatura existente sobre sanación energética.

En la mayor parte de las culturas, a diferencia de la nuestra, el modelo médico dominante ha sido siempre el modelo holístico. Tanto los sanadores tribales como los médicos orientales vienen diagnosticando tradicionalmente la enfermedad como un desequilibrio en la mente/cuerpo/espíritu de la persona, o en la relación de esta con su sociedad y su entorno.

En la acupuntura china, las agujas se insertan en puntos específicos del cuerpo para desbloquear el flujo del *chi*, que se define como la energía universal invisible y se cree que es la clave de toda sanación, física, espiritual y emocional. El yoga indio es un sistema de ejercicios físicos y de respiración diseñado para activar los chakras, o centros de energía, a fin de liberar *kundalini* o *prana*. Al *prana* también se le describe como una energía universal, una fuerza vital, que se cree incrementa el bienestar físico y mental, y que lleva a la iluminación espiritual. Los rituales chamánicos, que utilizan la danza, los tambores, los cantos y la sudoración, liberan igualmente energías que, según dicen, activan el sistema inmunológico y abren a la persona al mundo del espíritu.

Incluso la medicina occidental tiene sus raíces en creencias holísticas. El término inglés *health*, «salud», se deriva de la palabra arcaica *hale*, que significa «todo». Y lo mismo se puede decir del vocablo *holy*, «sagrado». En cambio, los médicos actuales ponen su fe en la tecnología, la cirugía y la lucha antivírica, dividiendo las áreas de experiencia en especialidades cada vez más concretas. Dados los éxitos que este enfoque ha tenido, no es de sorprender que nuestro sistema médico vea la sanación con las manos con gran escepticismo, cuando no con aversión. Y esta actitud persiste ampliamente, a pesar del hecho de que sus pacientes optan cada vez con más entusiasmo por medicinas complementarias y alternativas. En los setenta, cuando yo trabajaba con Ben, este puente intercultural aún no existía. Lo que había era unas pocas, aunque convincentes, evidencias básicas de laboratorio que apoyaban la sanación cuerpo-mente. Me impresionaban especialmente los hallazgos de Bernard Grad, investigador

oncológico de la Universidad McGill de Montreal. Durante los sesenta y los setenta, Grad experimentó ampliamente
con Oskar Estebany, un húngaro humilde y sin estudios que,
supuestamente, curaba por imposición de manos. Estebany
había descubierto su talento mientras se encontraba en la ca-
ballería húngara, cuando constató que los caballos enfermos
a los que acariciaba se recuperaban misteriosamente. Él no
hacía afirmaciones extravagantes acerca de sí mismo. De hecho, no podía comprender a qué tanto alboroto, ya que para
él aquello era algo natural. Estebany no tenía fe, ni entraba en
trance, y evitaba cualquier truco publicitario. Sin embargo,
la gente insistía en que sus manos habían hecho curaciones
asombrosas; al cabo de bastantes años, se ofreció voluntario
para que los científicos estudiaran su caso. Por sorprendente
que parezca, seguía siendo escéptico.

En uno de sus experimentos, Grad dividió una remesa de
ratones heridos quirúrgicamente en dos grupos: uno que recibiría tratamiento y otro de control. Los ratones que estaban
en la jaula que Estebany sostenía entre sus manos dos veces al
día durante quince minutos se curaron significativamente más
rápido que los que pertenecían al grupo de control.[2]

En otro experimento, Grad dividió un grupo de ratones
con bocio inducido en tres grupos. Estebany debía sostener entre sus manos la primera jaula dos veces al día durante quince minutos, cinco días a la semana durante cuarenta
días; el segundo grupo de ratones fue tratado con el calor
equivalente al que podrían generar unas manos; el tercer
grupo no recibió tratamiento alguno. Aunque todos los ratones enfermaron de bocio, los del grupo tratado por Estebany
lo hicieron a un ritmo significativamente más lento.

Para comprobar si las manos de Estebany emitían algún tipo de energía que pudiera cargarse en otras sustancias, Grad expuso a algunos ratones a retales de algodón y lana que Estebany había tratado, en tanto que el grupo de control era expuesto a retales que no habían sido tocados por él. Una vez más, los ratones en contacto con los retales tratados mostraron una tasa de desarrollo del bocio significativamente más lenta, lo cual significaba que las manos de Estebany habían transmitido energía.[3]

En otra serie de experimentos, la doctora Justa Smith, de Nueva York, dio instrucciones a Estebany para que sostuviera entre sus manos un tubo de ensayo que contenía una solución de una enzima digestiva, la tripsina. Smith pretendía comprobar si Estebany curaba mediante la aceleración de la actividad catalizadora de las enzimas. Cuanto más tiempo tenía Estebany el tubo de ensayo en sus manos, más rápido se catalizaba la tripsina; sin embargo, cuando sujetaba entre sus manos otros tipos de enzimas, la tasa de reacción disminuía. Utilizando diferentes sanadores psíquicos, Smith confirmó esos hallazgos. Había enzimas que se aceleraban siempre y había enzimas que se ralentizaban siempre. Tales resultados sumieron a la doctora Smith en la perplejidad, hasta que se dio cuenta de que había un factor unificador: la dirección de la actividad de la enzima se correspondía siempre con la dirección más saludable para el organismo.[4]

En los estudios de la doctora Dolores Krieger, de la Universidad de Nueva York, se comprobó que la sangre de personas enfermas a las que Estebany había impuesto las manos mostraba un incremento significativo de hemoglobina al ser comparada con la sangre de pacientes de un grupo de control, lo cual apuntaba hacia una respuesta inmunológica. Y esto era así incluso en pacientes de cáncer que estaban siendo tratados simultáneamente con fármacos que, es bien sabido, inducen anemia. Lo más sorprendente fue la mejoría o incluso la desaparición de tumores cerebrales y de otros síntomas graves de enfisema, artritis reumatoide y otras afecciones comunes.[5]

Todos estos experimentos se llevaban a cabo siguiendo líneas científicas tradicionales, a pesar de sus heterodoxas premisas. Se estaba intentando explicar el misterio en términos ordinarios de causa y efecto.

A mí me gustaban aquellos experimentos. Me gustaban mucho. Era ciencia de verdad, con resultados empíricos claros que tenían una aplicación directa fuera del laboratorio, ciencia desarrollada por investigadores que seguían los protocolos establecidos. Muchos años después, tendría la oportunidad de conocer al Gran Grad, que fue un pionero en estos experimentos, y no me decepcionaría en modo alguno.

También tendría repetidas ocasiones de verificar una observación que ya había hecho: el escaso impacto de los asombrosos hallazgos de Grad en la comunidad científica. Cuando él o sus investigadores los presentaban en congresos de biología, la audiencia rara vez reaccionaba. Nadie discutía sus métodos ni sus conclusiones. Todo lo contrario; tanto los escépticos como los interesados en la sanación alternativa permanecían extrañamente en silencio. Incluso en la literatura sobre sanación, solo encontré referencias de pasada sobre los experimentos de Grad, junto a unos cuantos intentos por replicarlos.

A pesar de estas señales de alerta, el empirista que había en mí quería introducirse en el territorio que Grad había abierto. Sabía, por todo lo que había presenciado, que Ben se sentía herido por el problema de la verosimilitud de sus curaciones. Yo estaba anhelando llevar a cabo una investigación que demostrara más allá de toda duda que sus tratamientos con las manos generaban resultados verificables, y todavía era lo suficientemente ingenuo como para imaginar que eso le iba a importar a alguien.

Pero hubo otra señal de alerta que se me había pasado por alto. Ben y yo nos estábamos aproximando a una encrucijada en la que él sentiría la necesidad de tomar un camino y yo tendría la necesidad de tomar otro.

Y, por desgracia, nuestra separación no fue demasiado amistosa.

6

LA ENCRUCIJADA

*El viaje de descubrimiento no estriba en buscar nuevos
horizontes, sino en ver con ojos nuevos.*

MARCEL PROUST

A consecuencia de la trágica muerte de Lillian, Ben introdujo cambios diseñados para formalizar su práctica. El primero de ellos, a sugerencia mía, fue el de requerir a todos los nuevos pacientes que proporcionaran al menos una garantía verbal de que sus médicos estaban al tanto de las intervenciones de Ben. Si alguien se negaba, él insistía en que se buscara otro médico o bien otro sanador. La segunda innovación fue exigir a los pacientes que asumieran un papel más activo en su propia sanación. Esto suponía enseñarles su método, de tal modo que pudieran practicar con Ben.

Como otros muchos sanadores, Ben creía que la enfermedad podía ser diagnosticada «sintonizando» con las energías del organismo. También pensaba que sanaba a través de la transmisión de algún tipo de energía que generaba la sensación de calor cuando pasaba a través de las manos. Hay psíquicos que creen ser conductos del poder divino, otros afirman tener espíritus guías, otros más se otorgan todo el crédito a sí mismos, y algunos sienten que simplemente utilizan capacidades que todos tenemos. Unos curan poniendo las manos sobre sus pacientes, otros manipulan la energía que rodea al cuerpo y otros más creen que pueden tratar a distancia.

En lo que difería la técnica de Ben con respecto a otros sanadores era en su actitud sobre el papel de la mente, o conciencia. La mayoría de los sanadores carismáticos insisten en la necesidad del pensamiento positivo, tanto el suyo como el de sus pacientes. Para tratar, por ejemplo, un tumor cerebral, tanto el sanador como el paciente intentan visualizar un cerebro sano, sin el tumor, quizás invocando simultáneamente a un poder superior. En cambio, Ben sanaba a través del desapego, apartando su mente de las manos con el fin de dejarlas trabajar sin los impedimentos del intelecto o el ego, frecuentemente conversando sobre todo tipo de asuntos que nada tenían que ver.

Si los pacientes de Ben tenían que ser participantes activos pero desapegados, debíamos descubrir de qué modo distraerlos para que no se centraran en las aflicciones que tan desesperadamente querían superar. Juntos diseñamos un método para desviar su mente, con imágenes mentales que no tuvieran una conexión directa con la sanación. Sin embargo, cuando Ben intentaba enseñárselo a alguna persona nueva, resultaba tan poco intuitivo que Ben terminaba agobiado con tantas objeciones y preguntas como hacían los pacientes. Finalmente, optó por crear unos foros de formación quincenales, a los que tenían que asistir todos aquellos que desearan tratamiento.

A la primera reunión vinieron unas diez personas, todas las que habían quedado en espera tras imponer las nuevas condiciones. Aunque la técnica de imaginación nos había parecido suficientemente sencilla a nosotros, Ben se encontró de nuevo con que se veía obligado a repetir las cosas mil veces, así como a explicar qué tenía que ver todo ello con la sanación. Una vez que la teoría quedaba más o menos clara, explicaba el procedimiento físico.

—Pones las manos sobre los hombros de tu paciente, y luego imaginas que la energía fluye a través de tus brazos. No te concentres. Simplemente, deja que suceda. Es importante que no intentes sanar. Deja que lo haga la energía. Una vez hayas comenzado el proceso, sumérgete en la técnica de imaginación mental.

Y así pasaron las semanas, mientras los miembros del grupo practicaban entre sí, para después animarlos a que trataran a otras personas fuera del grupo. Pronto, los testimonios comenzaron a ser rutinarios en las reuniones. De cada persona se esperaba que diera cuenta de a quién había tratado aquella semana y qué había conseguido. Por fantástica que fuera la declaración, Ben simplemente asentía con la cabeza y decía:

—Todo lo que puedo hacer yo lo puedes hacer tú. Y mucho más.

Quizás por aburrimiento, Ben empezó a embellecer las virtudes de la técnica. Además de ensalzar la sanación a través de las manos, de pronto comenzó a decir que también reducía el estrés, trayendo consigo cambios fisiológicos que otorgaban una mayor longevidad. Y la misma técnica se podía utilizar también para satisfacer los propios deseos en cualquier otro aspecto de la vida.

La primera vez que vi a Ben anunciar estas nuevas propiedades de la técnica me entusiasmé una vez más. Una y otra vez, le había visto realizar curaciones que la profesión médica estimaba como imposibles. ¿Tendría razón también en esto? Como siempre, empecé a diseñar pruebas para medir esa nueva lista de ventajas. Y, como siempre, Ben se resistió:

—Ya intentamos hacer experimentos una vez. Ya basta. Yo no lo necesito, y tú tampoco.

Pero yo sí que lo necesitaba. El impulso que sentía por pasar de los estudios de caso y las anécdotas a la ciencia pura y dura, replicable, había dado un salto adelante.

Mientras tanto, el grupo iba adquiriendo vida propia. Hipnotizadas con las nuevas promesas de Ben, las personas que estaban recibiendo tratamiento preguntaban si podían traer amigos que, a su vez, traían a otros. Finalmente, los enfermos se hallaban en minoría. Ahora, Ben tenía un público y, como cualquier artista, se sentía obligado a dar espectáculo, algo que hizo con gusto.

Yo estaba un tanto alarmado. Si bien la asistencia media a las reuniones era ahora de unas veinticinco personas, Ben estaba haciendo menos curaciones personalmente; y, si alguno de los miembros dejaba de acudir, lo atribuía a algún problema de carácter por parte del desertor. Si yo le expresaba mis preocupaciones, él adoptaba una postura contradictoria:

—Estoy intentando conseguir que no me necesiten. A diferencia de ti, ellos no pueden hacerlo por sí solos.

Incluso su esposa parecía feliz, porque finalmente había accedido a cobrar unos cuantos dólares por persona en cada reunión, convirtiendo las reuniones en la principal fuente de ingresos familiar.

En el pasado, Ben parecía disfrutar con mis preguntas. Pero ahora cualquier cuestionamiento se interpretaba, cada vez más, como una falta de fe, requisito que siempre habíamos evitado.

—Si no estás a gusto en las reuniones, no tienes por qué venir —me dijo finalmente un día, ciertamente resentido.

A pesar —o quizás por causa de— mis preocupaciones, yo no podía mantenerme al margen. En el plazo de unos meses vi cómo el grupo cambiaba de nuevo. En cuanto las personas se acostumbraron a la curación, empezaron a querer algo más, de manera que Ben les enseñó a hacer lecturas.

—Aguanta un objeto en la palma de la mano izquierda, limpia tu mente y, luego, di lo primero que te venga. No racionalices lo que sientes. Simplemente, habla cuando sientas el impulso de hablar.

Aunque esto le pareció novedoso a todo el grupo, a mí se me antojó que era una regresión; y, aunque algunos eran bastante buenos haciendo lecturas, en ningún momento se ocultaban las pistas sensoriales ni se hacía ningún otro tipo de control. Intenté hacerle ver esto, pero Ben reaccionó de forma iracunda.

—¡Esto no es uno de tus malditos experimentos parapsicológicos! Esto es algo real. ¿No te parece que puedo distinguir muy bien si alguien hace una buena lectura o no?

Poco a poco, terminé encontrándome en una posición un tanto incómoda en las reuniones. Dado que yo era el que conocía a Ben desde hacía más tiempo, él y los demás me animaban a que diera mi propio testimonio: «Que te cuente Bill lo de aquella vez en que...».

Confieso que, al principio, disfrutaba de aquel estatus de privilegio, de ser «el primero entre iguales». Pero terminé por cansarme de aquello y, más tarde, comencé a enervarme al tener que hacer verdaderos esfuerzos por defender a Ben frente a mis propias críticas. Él comenzaba a vivir en el pasado, y yo era el compinche con el que contaba para que le respaldara.

Uno de los efectos positivos y de largo alcance que tuvieron los grupos de Ben fue que me dieron la oportunidad de conocer a David Krinsley, un profesor de geología de cuarenta y tantos años que daba clase en el Queens College, en la Universidad Metropolitana de Nueva York. La especialidad de Dave era el microscopio electrónico, el estudio de lo muy pequeño. Además de trabajar con las piedras lunares y como asesor de la NASA, era miembro del King's College de la Universidad de Cambridge y autor de cientos de artículos científicos, incluso de artículos de portada en las prestigiosas revistas científicas *Science* y *Nature*.

Dave comenzó a ir a las reuniones junto con un amigo a quien Ben estaba tratando de diabetes. Según supe después, hacía tiempo que estaba interesado en los fenómenos paranormales, algo a lo que él llamaba «asuntos PES». También compartía mi frustración por la falta de rigor científico en gran parte de ese campo. Los dos queríamos que Ben avanzara desde el modelo clínico, enfocado en personas con problemas muy complejos, hasta el modelo experimental, utilizando animales cuya genética y entorno pudieran ser controlados. Nuestro mutuo deseo era diseñar un experimento inequívoco que no tuviera ninguna contrahipótesis viable: un éxito demostraría el método, y caso cerrado.

Además de poseer una notable reputación en su propio campo, Dave había sido rector interino del Queens College, lo cual le había permitido conocer a profesores de otros claustros de la Universidad Metropolitana. Si podíamos diseñar el experimento correcto, él creía que podría convencer al catedrático y jefe del departamento de biología de Queens para que nos ayudara a llevarlo a cabo. Aunque este pensaba que la sanación por las manos era una broma, Dave consiguió persuadirlo para que cooperara, si bien lo hizo sin ningún entusiasmo. Y dado que era un especialista en la mosca de la fruta, nos pusimos a buscar ideas centradas en estos insectos, favoritos en su laboratorio. ¿Qué ocurriría si tratábamos a un puñado de moscas de la fruta? ¿Podríamos buscar mutaciones genéticas?

Afortunadamente, una investigadora del departamento de biología había estado estudiando el cáncer de mama con ratones durante casi veinte años. Y, debido a que las curaciones más espectaculares de Ben se habían producido con casos de cáncer, nos pareció que la situación era ideal, de manera que fue designada para que supervisara nuestro experimento. El tipo de ratones que utilizaba era el estándar, listos para experimentación inmediata, con un perfil bien definido después de muchas generaciones y de multitud de experimentos. Sabíamos desde el inicio cuál era su esperanza de vida, su dieta, su exposición habitual a la luz y su respuesta típica ante la inoculación del cáncer.

Pero nuestro principal problema era cómo conseguir que Ben participara.

Sus foros quincenales se habían convertido para entonces en farragosas charlas sobre lo que él llamaba energía universal canalizada por la mente superconsciente. Después de escucharle absortas, las personas del grupo mantenían largas conversaciones sazonadas con citas de la cábala, el Libro Tibetano de los Muertos, el Corán o la Biblia, y que versaban sobre astrología, numerología y otras *ologías*. Con independencia de lo eruditas que pudieran ser o no esas charlas, no tenían nada que ver con algo que pudiera demostrarse científicamente.

Conseguir que Ben aceptara no fue tarea fácil; sin embargo, desafiándole delante de su público, y jugando con su resentimiento por el rechazo de la clase médica, Dave y yo conseguimos que se comprometiera a participar en los experimentos de laboratorio.

Parecía todo listo para el despegue. Esperábamos los ratones en el plazo de dos semanas. La colega bióloga (cuyo nombre, debido al protocolo, nunca llegué a saber) inocularía a doce ratones un cáncer de mama (adenocarcinoma, código H2712; cepa huésped C3H/HeJ; cepa de origen C3H/HeHu). Tres días después, se le entregarían seis ratones a Ben para que los tratara a diario, mientras los otros seis se los quedaría la bióloga como grupo de control. Según la amplia literatura científica sobre el tema, la inoculación en ratones de esta cepa letal tenía un resultado del 100% de mortalidad entre los catorce y los veintisiete días.[1]

Pero los animales no llegaron a tiempo. Nos dijeron que habría que esperar otra semana más. Aquel envío tampoco llegó, y aún tuvimos una tercera cancelación.

Cuando los ratones llegaron finalmente, el alivio me duró bien poco. Para entonces, habíamos perdido a nuestro sanador. Según Ben, el hecho de que hubieran tardado tanto en llegar era una señal —de dondequiera que emanen las señales— de que él no debía participar en los experimentos con ratones. Dijo que tenía otros planes, entre los que no estaba perder el tiempo en laboratorios. Dado que Ben era consciente de que cuantos más logros tuvieran él y sus seguidores, más rechazo recibirían del mundo, decidió montar su propio centro de enseñanza, aprendizaje y sanación. Concretamente, se iba a convertir en pastor de la Iglesia de la Vida Universal (IVU) antes de crear su propia comunidad. Fundada en 1959, la IVU afirma tener hoy veinte millones de pastores ordenados. Incluso puedes descargarte en el ordenador un formulario en el que te ofrecen una ordenación instantánea y sin costes.

No me podía creer lo que estaba escuchando.

—¿Quieres decir que has adoptado una religión?

Estaba atónito. Ben siempre había dicho que la religión propagaba más sufrimientos que ninguna otra cosa.

—Esta es la respuesta que he estado buscando. Por fin podremos hacer nuestro propio montaje —me garantizó.

Sentí pena por él. Parecía estar perdiendo los papeles. También sentí pena de mí mismo. Durante cuatro años, Ben había sido mi amigo y mi mentor, y me había ayudado a definir mi vida. Yo me sentía bien con él y, ahora, solía notar un nudo en el estómago. Y también lo sentí por los enfermos que sufrirían inútilmente por el hecho de que nosotros perdiéramos aquella oportunidad de validar la sanación con las manos.

Pero Dave no quiso ceder a los lamentos. Él deseaba seguir adelante con el experimento. Tenía una solución para la renuncia de Ben, un plan B: yo lo sustituiría.

Dado que a Dave le encantaban los aparatos, me invitó a ir a su laboratorio de geología, donde tenía herramientas para poner a prueba las capacidades psíquicas. Comenzamos con una brújula especialmente compensada, con una aguja que, según decían, los psíquicos rusos podían desviar mentalmente. Primero lo intenté concentrándome, instando a la aguja a que se moviera; luego sin concentrarme, mientras pasaba las manos sobre la brújula con total desapego. No ocurrió nada, al igual que me había sucedido con la escritura automática y la ouija. Dave dijo que le parecía haber visto un ligero movimiento, pero supuse que sería porque era lo que deseaba ver.

Mi siguiente prueba consistió en la lectura de un objeto desconocido para mí, algo que había intentado un par de veces en los grupos de Ben con un éxito limitado. Dave derramó en mi mano la arena de un tubo de ensayo, diciéndome alegremente:

—A ver qué captas de esto.

Imitando a Ben, sostuve la arena en la palma de la mano izquierda y traté de dejar la mente en blanco. Como socorrista que había sido, relacioné la arena con un clima cálido y con playas; sin embargo, al cabo de alrededor de dos minutos de silencio autoconsciente, apareció de repente un glaciar ante el ojo de mi mente. Por mucho que intentaba borrar aquella improbable imagen, esta se iba haciendo cada vez más nítida, a la vez que ganaba en detalles.

Como pidiendo disculpas, comenté:

—Veo un glaciar. En realidad es el borde de un glaciar, con unos cuantos árboles a la izquierda que extienden sus ramas sobre el hielo.

—¡Eso está muy bien! —exclamó Dave visiblemente animado—. No es arena lo que te he dado. Es una especie de sedimento que se encuentra solamente en los bordes de los glaciares. Y la escena que has descrito encaja a la perfección con el lugar de donde se tomó esta muestra.

Durante dos días tuve la secreta esperanza de que Ben me llamara y pudiéramos dirimir nuestras diferencias. Claro está que yo también podría haberle telefoneado, pero no tenía la fe ciega ni creía en la verdad revelada que él ahora exigía. Nuestra última conversación no hizo más que formalizar la fractura que ya existía entre nosotros. Aun en el caso de que Ben y yo pudiéramos salvar nuestra relación, jamás podríamos convencerle de que viniera al laboratorio.

Normalmente, yo me duermo al cabo de diez minutos, aunque tenga exámenes al día siguiente o ruja una tormenta; no importa. Sin embargo, la noche antes de recibir los ratones tuve un extraño ataque de insomnio. ¿Qué cualificación tenía yo como sanador? ¿Qué ocurriría si lo conseguía? ¿Qué ocurriría si no lo conseguía? Las dos posibilidades me parecían igualmente inquietantes.

7

DE RATONES Y HOMBRES

*El comienzo del conocimiento es el descubrimiento
de algo que no comprendemos.*

FRANK HERBERT,
escritor de ciencia ficción

Cuando recogí los ratones inoculados con cáncer, intenté parecer excitado. Para disponer de aquella oportunidad, por la cual me había esforzado tanto, Dave había tenido que pedir favores y compartía también los costes del experimento, algo que, aunque no eran elevados, constituía un indicio de su compromiso.

Ahora que era yo el sanador conejillo de Indias, el hecho de haber estado implicado en el proceso de planificación trabajaba a favor del protocolo. No llegaría a conocer al catedrático del departamento de biología, y trataría a los ratones en una pequeña sala, lejos del laboratorio, donde podría entrar y salir a voluntad. Nunca vería a los ratones del grupo de control, en posesión ahora de la bióloga asociada.

Dado que Ben trataba normalmente a sus pacientes entre treinta y sesenta minutos, una o dos veces por semana, decidí que yo trataría a los ratones a diario durante toda una hora. El primer día del experimento me pasé al menos veinte minutos arreglando la sala, como un prisionero que estuviera personalizando su celda para una larga estancia. Cuando se me acabaron las excusas para posponer lo que tenía que hacer, levanté con cautela la jaula para examinar a mis «pacientes» por vez primera. En lugar de seis ratones, había solo cinco, pues uno de ellos había muerto por causas naturales. Eran pardos, no blancos, como había supuesto mi versión lega de los experimentos de laboratorio. La jaula, de plástico transparente, era la estándar, de treinta y cinco por veinte centímetros, y casi trece centímetros de altura, con una tapa de metal perforado arriba. En un lado había una botellita de agua y un alimentador continuo, lleno de unas pastillas marrones malolientes.

Dave y yo habíamos acordado que no tocaría a los ratones, y que haría el tratamiento a través de la jaula. Puse las manos a ambos lados de la caja transparente y seguí la rutina que tantas veces había practicado con Ben, imaginando que el flujo de energía descendía por mi brazo izquierdo y salía por la mano, atravesando la jaula hasta llegar a los ratones, para luego entrar por la mano derecha y ascender por el brazo. La actitud utilizada en un principio fue la del «desapego concentrado», sin intentar curar, sino dejando simplemente que sucediera la curación, manteniendo en mi mente la intención y el deseo de aquel resultado, pero sin preocuparme conscientemente por lo que pudiera ocurrir.

Esperé expectante hasta sentir el calor o un cosquilleo en la mano izquierda. Nada. Al cabo de cinco minutos comencé a sentir pánico, como el atleta cuyos músculos se agarrotan el día de la gran carrera. Con cierto retraso, añadí la técnica de imágenes mentales que Ben y yo habíamos diseñado. Aunque no estoy seguro de si eso tuvo algún efecto en los ratones, sí que hizo maravillas en mí. Al fin sentí que la mano izquierda se calentaba, y luego el comienzo de la corriente que pasaba a través de mí y, supuestamente, a los ratones. Abandoné las imágenes mentales y, simplemente, dejé que fluyera la energía.

Aquella primera sesión marcó el patrón de todas las que la siguieron. Normalmente, la mano izquierda se mantenía caliente durante toda la hora; pero si se enfriaba al cabo de unos veinte minutos, yo mantenía de todas formas las manos a ambos lados de la jaula a lo largo de toda la sesión. Cuanto más confiado me sentía, más desapego conseguía también. Mis manos parecían estar trabajando automáticamente, mientras yo lo observaba todo.

Junto con el deseado desapego llegó también un intenso aburrimiento. A veces me apoyaba en un libro abierto o me traía una radio, aunque en ningún momento dejaba de ser consciente de los ratones. Ahora comprendía de verdad por lo que había pasado Ben durante todos aquellos años de sanación. Al menos, con la gente se podía dialogar, aunque lo irónico del caso es que Ben hubiera preferido probablemente a los ratones.

En algunas extrañas ocasiones se adueñaba de mí un indescriptible sentimiento. Quizás estaba observando a los ratones, o leyendo, cuando de pronto sentía todo mi cuerpo como bañado en un resplandor cálido. El desapego que sentía en las manos, y luego todo mi cuerpo, se fundía en una sensación de unidad con los ratones. Todas mis dudas acerca de la sanación parecían triviales, y me sentía impregnado de paz y bienestar. La mente vacía de todo pensamiento. Simplemente, era, existía.

Estas sensaciones duraban uno o dos minutos, dejándome relajado y feliz. En ningún momento fui capaz de crear conscientemente la experiencia. Sucedía o no sucedía; era algo así como un don de gracia.

Al cabo de una semana de tratamiento, mientras sacaba los excrementos de la jaula, me di cuenta de que dos de los ratones tenían sendos bultos. A uno le había salido cerca de la pata trasera izquierda, y al otro cerca de la pata delantera izquierda. Dado que Dave y yo habíamos previsto que un tratamiento exitoso debía implicar la no aparición del cáncer, aquello me resultó bastante deprimente. Pero la situación aún se puso peor. Otros dos ratones no tardaron en tener bultos también, mientras los de los dos primeros no dejaban de crecer. Cuando los cinco ratones tuvieron tumores, llamé a Dave, dispuesto a finalizar el experimento como un fracaso para poder liberar a los ratones de su miseria. Pero él me instó a que continuara hasta que tuviera la oportunidad de venir a mi pequeña sala para ver lo que había ocurrido por sí mismo.

Si digo que para entonces albergaba serias dudas, sería quedarme corto. Para cuando Dave llegó, todos los ratones estaban deformados debido a los tumores. En uno de ellos, el tumor engullía un tercio de la pata. Yo estaba desolado.

Antes de venir a verme, Dave había consultado con nuestra bióloga, y ahora me repetía lo que ella le había dicho:

—Este es un cáncer que no se propaga, sino que se generan grandes tumores externos que presionan contra los órganos internos, privándolos de nutrientes y causándoles la muerte por desnutrición.

Ahora, aún me sentía peor.

—Es obvio que estos ratones se están muriendo —respondí.

Pero Dave no estaba convencido de ello.

—Se comportan de una manera bastante normal.

Y el caso es que tenía razón. Incluso el ratón con el tumor más grande seguía dando vueltas por la jaula y, de vez en cuando, se peleaba con los otros. Yo había intentado calmarlos, temiendo que se hicieran daño unos a otros. Supongo que, inconscientemente, quería que los ratones enfermos se comportaran como ratones enfermos. También me di cuenta de que, cuando tomaba entre mis manos la jaula para comenzar con el tratamiento, los animales gravitaban hacia mi mano izquierda, y que incluso apoyaban los tumores contra la pared de la jaula en la que tenía la mano. Y cuando le daba la vuelta a la jaula, de manera que mi mano izquierda pasaba al otro lado, los ratones también cambiaban de lado.

Durante los días siguientes, Dave insistió en que siguiera adelante con el experimento. De pronto, vi aparecer en algunos tumores, y luego en todos, unos extraños puntos negros parecidos a la punta de un lápiz. Yo me sentía cada vez peor por los pobres ratones. Pero, antes de que pudiera convencer a Dave para que diéramos por terminado el experimento, nos enteramos de que dos de los ratones de control habían muerto, y que el resto estaba en tan mal estado que esperaban su muerte inminente.

Dave se sentía optimista.

—Aunque no hayas podido evitar los tumores, quizás el tratamiento está retardando el crecimiento del cáncer. No existe ni un solo registro de ratón alguno que haya sobrepasado los veintisiete días después de la inoculación. Si conseguimos que uno de ellos viva hasta el día veintiocho, tendremos un récord del mundo. Los experimentos rara vez salen como se supone que tienen que salir. Ese es el motivo por el cual se los llama experimentos.

¡Estupendo! De modo que ahora habíamos reducido nuestras expectativas, desde las de la prevención del cáncer hasta las de un estudio estadístico comparativo sobre la longevidad de dos grupos de ratones moribundos. Antes de que se fuera, le pedí un favor a Dave:

—Dado que los ratones se van a morir de todas formas, ¿podría ver a los del grupo de control?

Dave acordó una visita a través del catedrático de biología y de la auxiliar, pero la visión me resultó tremendamente triste. Los cuatro ratones que quedaban estaban acurrucados unos contra otros, con los ojos sin brillo, la piel contraída y el pelaje marchito. Aunque en los tumores no vi los puntos negros que aparecían en los de mis ratones, su tamaño era tan grande que los pobres animales casi no podían respirar. Mientras salía del laboratorio, no hacía más que preguntarme cómo me había metido en aquel embrollo. Obviamente, yo no tenía estómago para trabajar como biólogo experimental.

Durante bastante tiempo, no pude sacarme de la cabeza la imagen de aquellos ratones de control. Seguía viéndolos, acurrucados, sufriendo... Me hubiera gustado poder ayudarles. Comparándolos con ellos, tomé conciencia de que mis ratones no presentaban tan mal aspecto. Tenían el pelaje sano y seguían jugueteando por la jaula, a pesar de los tumores. Quizás pudiera llevar a uno o dos de ellos hasta el día veintiocho, cuando terminara el experimento.

Entre los días diecisiete y veintiuno, algunos de los tumores con puntos negros se habían ulcerado. Aunque pensé que aquello sería el comienzo del fin, el comportamiento de los ratones seguía siendo el mismo. Continuaban haciendo cabriolas y dando brincos, como si no pasara nada. Y siguieron así incluso cuando las ulceraciones se agrandaron, mostrando la carne viva, roja, como si les hubieran perforado agujeros. Todos los días llegaba preguntándome cuántos de ellos habrían muerto. Si los encontraba acurrucados e inmóviles, daba unos golpecitos en la jaula con los dedos e iba contando las cabecitas a medida que las levantaban. Simplemente, estaban durmiendo... por esta vez.

Cuando llegó el día veintiocho, los cinco ratones seguían con vida. Les dije en voz alta que estaban haciendo historia, en tanto que, para mis adentros, me preguntaba si los biólogos considerarían los resultados como un golpe de suerte o, incluso, si sospecharían de un fraude por nuestra parte.

Entonces, me di cuenta de que, en tres de los ratones, la parte interior de las ulceraciones había pasado del rojo al blanco. Aunque supuse que debía de tratarse de una infección, no percibí pus ni ningún otro tipo de supuración. Y, por otra parte, ¿sería mi imaginación o es que en realidad los tumores se estaban reduciendo? Durante la semana siguiente, observé el mismo blanqueo de las ulceraciones en los otros dos ratones. Y, lo más sorprendente: ahora era evidente que los tumores estaban disminuyendo. Día tras día los estuve observando, hasta que los tumores desaparecieron por completo y el pelaje comenzó a crecerles de nuevo. Mis pacientes parecían ahora los mismos que me había encontrado al comenzar: unas pequeñas criaturas pardas con el tamaño y la forma habituales.

Dave y yo estábamos demasiado sorprendidos como para ponernos a sacar conclusiones. En lugar de eso, lo que hicimos fue llevar a los ratones hasta la bióloga en busca de una opinión experta. Ambos pasamos el día juntos, esperando el informe de la bióloga, yendo de aquí para allá como padres primerizos en un parto, rememorando todo lo que habíamos sentido durante las semanas previas: ansiedad, incredulidad, miedo, estupor, impaciencia, asombro, terror, frustración...

Cuando finalmente sonó el teléfono, me obligué a permanecer sentado mientras escuchaba un repertorio completo de síes, uhs, ohs y ajás-ya-entiendo, es decir, mientras esperaba a que Dave terminara de hablar. Una vez colgó, pasó de largo por mi lado murmurando algo que no pude comprender; y no tenía buen aspecto.

Me fui tras él.

—¿Qué pasa? —pregunté.

Pero Dave me ignoró, mientras se frotaba las manos compulsivamente y dejaba escapar una ristra de improperios.

Al final, conseguí sacarle algo.

—Los ratones no tienen cáncer. ¡Están curados!

Empecé a dar vueltas por el apartamento sin ton ni son, como un hámster en una rueda. No sabía qué más podía hacer. Sin duda, había presenciado muchas y muy gratificantes sanaciones clínicas; pero curar unos ratones en un laboratorio era, metafóricamente, como encontrar una pistola humeante en el escenario de un crimen.

8

DEMASIADO BUENO PARA SER CIERTO

Toda verdad pasa por tres estadios: en el primero, se la
ridiculiza; en el segundo, se enfrenta a una oposición violenta,
y en el tercero, se la acepta como evidente en sí misma.

ARTHUR SCHOPENHAUER,
filósofo alemán del siglo XIX

Después de conocer el informe de la bióloga, Dave y yo estuvimos sin vernos durante un par de semanas. Creo que ambos necesitábamos poner algo de espacio entre nosotros y aquellos sorprendentes resultados dejando que prosiguiera nuestra vida cotidiana. Por mucho que puedas desear algo así, cuando sucede en realidad es, simplemente, demasiado para ti. El veredicto sobre las remisiones del cáncer me había sumido en una sobrecarga sensorial. Incluso después de que disminuyera la descarga inicial de adrenalina, no me resultaba fácil hablar de aquello. Necesitaba unas vacaciones mentales.

Intenté mantenerme ocupado leyendo y haciendo un poco de todo, montando incluso una jaula casera para mis ratones, con los cuales me había encariñado. Al menos, los había salvado de su previsto destino posexperimental: las fauces de una serpiente de laboratorio. Ahora, mientras los veía dar vueltas en su rueda, en su pequeño mundo autosuficiente, sin recuerdo aparente del trauma vivido recientemente, mis antiguos fantasmas volvían de pronto a acosarme. Al haber sido «validado» como sanador, ¿estaba obligado a ofrecer públicamente mis servicios como tal? Cuanto más pensaba en ello, más me convencía de que los estudios científicos eran el camino que debía seguir. Me sentía confiado en que podría desentrañar el misterio de la sanación a través de una investigación sistemática.

Echando la vista atrás, me doy cuenta de que, en aquel entonces, era demasiado ingenuo. No tenía ni idea de las dificultades a las que me tendría que enfrentar. Si la hubiera tenido, quizás lo habría dejado todo justo ahí y en aquel momento.

A pesar de mi escasa inclinación a difundir la noticia, los ecos del éxito del experimento llegaron hasta Ben y su grupo. En un giro para salvar la cara, Ben declaraba ahora que él se había desmarcado del experimento para demostrar que sus técnicas eran tan potentes que incluso yo las había aprendido. En una versión posterior comentaría que yo le había apartado del experimento porque deseaba la gloria para mí solo. Con anterioridad a mi «deserción», algunos de los pacientes de Ben ya habían empezado a preguntar por mí debido a que lo veían demasiado teatral y un tanto amargado. Y esto solo le había servido para justificar sus nuevos argumentos: que yo estaba planeando un golpe de estado para quedarme con su grupo. Dado que siempre había considerado a Ben como mi amigo y mentor, me sentí muy dolido y triste por el hecho de que nuestra relación se hubiera hecho tóxica, de modo que decidí que lo mejor para ambos sería que mantuviéramos las distancias.

Cuando Dave y yo revisamos por fin nuestro experimento con los ratones, supimos que el rigor científico exigía que replicáramos nuestros resultados con un nuevo experimento. Y esto se nos hizo aún más urgente cuando nos enteramos de algo que nos confundió mucho: que los cuatro ratones de control no habían muerto en el plazo de las veinticuatro horas siguientes a nuestra visita, tal como había previsto la bióloga auxiliar, sino que sus tumores habían desarrollado puntos negros, se habían ulcerado, se habían vuelto blancos y se habían reducido hasta llegar a... ¡una remisión completa!

Dándole vueltas a la cabeza para encontrarle sentido a todo aquello, me acordé de la carta de Dallas y de otras curaciones a distancia que había hecho Ben. Cuando él era todavía el candidato para hacer los experimentos en el laboratorio, había insistido en que los ratones de control estuvieran en un edificio aparte. ¿Sabría de forma instintiva que podía curarlos por mera proximidad? Aunque yo solo había estado diez minutos con aquellos otros ratones, no había hecho más que pensar en ellos después de mi visita, recordando lo mal que estaban y deseando aliviar su sufrimiento. ¿No habría hecho eso precisamente de forma inadvertida?

Volviendo a mi conversación con Dave, intenté exponer, como por casualidad, la agenda oculta que había llevado conmigo a su despacho:

—Sin duda, tenemos que replicar el experimento, pero creo que deberíamos hacer suficientes cambios en el procedimiento como para obtener nueva información. —Y añadí de un modo aún más casual—: Para empezar, creo que no debería de ser yo quien haga la sanación.

—Pero ¿de dónde vamos a sacar otro sanador? —preguntó Dave sobresaltado.

—He pensado en alguien.

—¿En quién?

—En ti.

—¡Estás de broma! —exclamó.

—Yo te enseñaré. Si yo he podido aprender, tú también puedes.

Evidentemente, Dave protestó:

—Quizás tú hayas tenido esa capacidad desde siempre, y Ben lo único que hizo fue activarla. No creo que yo pueda hacerlo. No tengo ese talento.

—Vale la pena intentarlo. Si no funciona, siempre quedará el recurso de que haga yo el siguiente experimento. Piensa en las implicaciones que tendría si todo esto se pudiera enseñar.

Dave comenzó a asimilar la idea.

—De acuerdo, pero no lo voy a hacer yo solo. Necesitamos respaldos. Yo elegiré a otra persona más y tú elegirás a dos. Quizás uno u otro sea capaz de hacerlo.

Me fui del despacho de Ben sin haberle mostrado la totalidad de mi agenda oculta. Sabía que yo debía formar parte de las sanaciones para ver si podría repetir mis propios resultados, pero aún no estaba preparado para subirme en aquella montaña rusa emocional. No quería ser el sanador dotado con poderes únicos, el tipo raro, el mutante. Una vez más, me descubrí a mí mismo comprendiendo profundamente a

Ben en su deseo de clonarse a sí mismo a fin de difundir su rareza alrededor de él.

Mi éxito al pasar la antorcha me dejó con un dilema práctico: ¿dónde encontrar voluntarios para la ridícula tarea de curar ratones con cáncer? Respuesta: ¿dónde busca todo profesor cuando desea probar o rebatir su hipótesis favorita? ¿Por qué tantas investigaciones científicas estaban sesgadas por la excesiva representación de determinada clase de participantes?

Por supuesto: los alumnos.

Seleccioné a los posibles candidatos por su curiosidad intelectual, confesando de antemano y francamente que los quería para un experimento de sanación con ratones cancerosos. También les expliqué que disponía de algunas técnicas de sanación con las manos que les enseñaría a lo largo de las próximas seis semanas, tras lo cual se esperaba de ellos que dedicaran una hora al día durante el mes que duraría el experimento.

De mis seis candidatos potenciales, uno comentó que había visto trabajar a un sanador y que estaba anhelando participar en el experimento, otras dos personas pensaban que era una gran idea y querían participar, una se mostraba ambivalente y otras dos se me rieron en la cara.

Elegí a las dos que se reían, porque quería eliminar el factor fe. Estas dos, una estudiante de sociología y otra de historia, no solo no creían en la sanación con las manos, sino que incluso me acusaron de utilizar ese cuasi experimento como tapadera para otra investigación encubierta. Aunque necesité utilizar todas mis dotes de persuasión, finalmente conseguí que aceptaran.

El otro sanador que eligió Dave fue toda una sorpresa: Marvin Wasserman, el catedrático del departamento de biología de Queens, de cuarenta y tantos años, con unas sólidas credenciales en su campo y multitud de investigaciones publicadas. Aunque Wasserman se había mostrado indiferente en nuestro primer estudio, se había quedado impresionado con la reacción de la bióloga auxiliar que había controlado el experimento. Al parecer, ella había ido a su despacho profundamente impactada por nuestros resultados, rogándole literalmente que le contara qué habíamos hecho para conseguir aquello. La mujer se había pasado dos décadas realizando investigaciones tradicionales sobre los mismos ratones, con las mismas inoculaciones, sin conseguir nada parecido a una remisión.

Le pregunté a Wasserman si existía alguna posibilidad de que nuestras remisiones pudieran haber sido un golpe de suerte... que quizás el cáncer no había llegado a inocularse.

—No —me aseguró—. Esos ratones están especialmente criados para que no tengan ninguna resistencia al cáncer. Hay incluso variedades concretas de ratones que se corresponden con cánceres específicos. Las inoculaciones generan la enfermedad siempre.

Convoqué una reunión en mi apartamento con los cuatro voluntarios para hacer nuestra primera sesión de entrenamiento. A las dos alumnas pareció impresionarles que dos distinguidos profesores participaran también en el experimento, dado que yo debía de parecerles demasiado joven como para otorgarme el manto de autoridad científica. Seguían sospechando que el verdadero experimento no tenía nada que ver con aquello de curar ratones.

Les hablé del flujo de la energía, tal como lo había sentido mientras trataba a los ratones. Luego, intenté enseñarles la técnica de imágenes mentales en dos fases, que Ben y yo habíamos llamado «ciclar», para facilitar el flujo de la energía.

Este es un resumen, que explico y detallo en el apéndice A (pág. 253).

FASE 1: escribe, al menos, veinte cosas que no tienes y te gustaría tener, independientemente de cuándo o cómo puedas conseguir cada una de ellas. Puede tratarse de objetos materiales, pero también de reconocimientos sociales, de deseos emocionales o de la resolución de un problema físico o psicológico. Asegúrate de que cada elemento de la lista es tuyo, personal, y completamente egoísta. No impliques a otras personas sin su permiso. Traduce cada elemento de la lista a una imagen visual que sugiera que ese deseo ya se ha cumplido. Elige imágenes que sean fines, y no medios. Por ejemplo, no te imagines con un montón de dinero; más bien, visualiza el yate o el apartamento que te comprarías si tuvieras ese dinero. No pienses en la rodilla dolorida que quieres curarte, sino imagínate jugando al tenis o llevando a cabo cualquier otra actividad que podrías realizar con la rodilla sana. Has de considerar por igual a todos los elementos; el deseo de un ordenador nuevo no es, por tanto, ni más ni menos importante que imaginarte a ti mismo como campeón del mundo de golf.

Tal como había observado con los grupos de Ben —y como comprobaría posteriormente una y otra vez—, por muy bien que explicara todas estas reglas, las preguntas que suscitaban eran siempre repetitivas y absurdas. Si explicaba cómo visualizar el deseo de tener un automóvil, siempre había alguno que preguntaba cómo visualizar el deseo de tener un yate. Y, dado que todos los participantes eran sumamente inteligentes, lo único que se me ocurría es que el verdadero problema era que se resistían al procedimiento. Imagino que se preguntarían cómo podía algo tan simple y tan personal afectar a la salud de otra persona o criatura. El hecho de preguntar una y otra vez era el equivalente a rebuscar bolsillos ocultos en la capa de un mago con la esperanza de descubrir el truco.

FASE 2: yo había llamado *flashes* a este paso porque supone la visualización de cada imagen, una detrás de otra, durante un segundo, hasta que toda la lista ha quedado tan bien memorizada que puedes recorrerla en cualquier orden: adelante, atrás o aleatoriamente.

Has de practicarla cada vez que sientas una emoción, cualquier emoción. Da igual que sea amor como si es cólera. En este caso, los sentimientos positivos o negativos son indiferentes, cuanto más intensos mejor.

Acelera el proceso saltando de una imagen a otra hasta que se desdibujen, o bien como si formaran parte de una película en bucle que vieras una y otra vez con un proyector. No relaciones las imágenes entre sí; no intentes crear una narración con ellas.

Acelera hasta que recorras toda la lista de imágenes en un segundo y, luego, en una fracción de segundo. Esto es un ciclo. Al principio, quizás tengas que hacer un esfuerzo; pero cuanto más lo practiques, más fácil se te hará. Sabrás que dominas la técnica cuando te encuentres haciendo ciclos de manera automática, sin tener que provocarlo, cada vez que sientas una emoción.

Lo que se busca con el ciclado es, en parte, distraer tu mente consciente para que no se centre en las manos durante la curación. Es decir, se busca un desapego concentrado. El desapego concentrado es un oxímoron, dos elementos opuestos y contradictorios que se combinan de modo instintivo o aprendido que desafía cualquier explicación verbal.

Tras estas explicaciones, introduje a los cuatro participantes en la técnica de imposición de manos. De pie, detrás de cada uno de ellos, les fui poniendo las manos sobre los hombros, para luego detallarles el recorrido del flujo de la energía, desde la mano izquierda, a través de la persona, hasta la mano derecha. Más tarde, les hice que se trabajaran unos a otros, con las manos sobre los hombros, durante alrededor de quince minutos, para que captaran la sensación de la otra persona. Finalmente, les insté a que movieran las manos en busca de puntos calientes para que los trataran.

Cathy —la estudiante de sociología—, Jackie —la alumna de historia— e incluso mi compañero, Dave, insistían en que tenía que haber algo más en el proceso de sanación, aparte de lo que les había contado. Si se quejaban de no sentir nada, yo les recordaba que mi propósito no era convertirlos en creyentes, sino alentarlos simplemente a que siguieran las instrucciones. Marv no formuló preguntas en ningún momento, aunque estaba muy atento; me dejó que le tratara y, luego, siguió mis indicaciones para tratar a los demás.

Como tarea para casa durante la siguiente semana, les pedí que prepararan una lista de veinte deseos y que, después, practicaran los ciclos. También tenían que dedicar al menos cuatro horas a imponerle las manos a alguien que se dejara: mascotas, compañeros, quien fuera.

La reunión que mantuvimos a la semana siguiente fue francamente desalentadora. Nadie había completado los veinte elementos de la lista: Cathy tenía catorce, Jackie diecisiete, Dave ocho y Marv decía que no había hecho una lista porque no comprendía cómo hacerla.

Tragando saliva, les repetí mis explicaciones, recordándoles que habían prometido seguir mis instrucciones al pie de la letra. Aunque las listas debían ser privadas, les pedí que añadieran una imagen que resumiera la realización completa de nuestro experimento. Y dado que a nadie se le ocurría una imagen para eso, o ni siquiera parecían entender para qué les pedía eso, les sugerí que nos imagináramos los cinco en aquel mismo apartamento brindando, todos juntos, con champán.

Volvimos a practicar la imposición de manos. Todos afirmaban haberlo intentado al menos una vez durante la semana. Cathy y Marv creían haber sentido un ligero hormigueo en las manos; Dave y Jackie no habían sentido nada.

El resto de las reuniones que mantuvimos fueron igualmente arduas. Dave no dejaba de decir que él no iba a saber curar. Marv se mostraba extrañamente silencioso. Las alumnas ni se molestaban en disimular su convicción de que estaban perdiendo el tiempo. Para ellas no tenía sentido dominar la técnica, y no había manera de medir las mejoras.

Cuando les anuncié que los ratones habían llegado ya, Cathy confesó que le aterrorizaban los roedores, un hecho que no había considerado necesario comentar hasta aquel momento, puesto que creía que en realidad yo estaba recopilando datos para una investigación sobre la credulidad entre estudiantes. Finalmente, accedió a continuar con el experimento con la condición de que se pusiera un ladrillo sobre la tapa de metal de la jaula.

Al término de nuestra última reunión, le di al grupo una charla motivadora, como las que dan los entrenadores antes de un partido importante, esforzándome mucho por parecer optimista. La expectativa de obtener resultados positivos me resultaba ciertamente sombría. Aunque yo no iba a ver ni un solo ratón durante todo el experimento, el hecho de no meter las manos me estaba resultando más angustioso que el de imponerlas.

La misma bióloga que se había encargado del primer experimento estaba preparando los ratones. Cada persona tenía que recibir una jaula con dos de ellos, a los que tendría que tratar durante una hora al día excepto los domingos. Pedí a todos que llevaran un diario, en el que debían anotar cualquier cambio que observaran en los animales o en sí mismos. Marv lo había dispuesto todo para que las alumnas utilizaran el laboratorio de una profesora que estaba disfrutando de un año sabático, en tanto que él y Dave cuidarían de sus propias jaulas. El grupo de ratones de control estaría en otra parte del campus, en un lugar que solo conocían Marv y la bióloga. Nosotros continuaríamos con nuestras reuniones semanales. También les insté a que me llamaran en cualquier momento del día o de la noche si tenían alguna pregunta.

A los dos días de comenzar los tratamientos me llamó Jackie; estaba histérica. Cuando había llegado al laboratorio, después de sus clases, se había encontrado muerto a uno de sus ratones. Intenté calmarla, explicándole que estas cosas suceden, aunque yo me sentía igual de desolado. Jackie me dijo que quería abandonar el experimento pues, por absurdo que pudiera parecer, se había encariñado con los ratones y la muerte de uno de ellos se le hacía insoportable. Le dije con toda franqueza que todavía me acordaba de la angustia que sentí cuando creía que mis ratones se estaban muriendo, y le pedí disculpas por haberla puesto en aquella situación. Luego, volviendo a mi papel de investigador, le pedí que llevara el ratón muerto al laboratorio de Marv para que lo analizaran, y finalmente conseguí persuadirla de que continuara tratando al otro ratón.

Ya no tenía ganas de que llegara la siguiente reunión semanal. Tras haber muerto ya uno de los ratones, ¿qué me hacía suponer que el resto sobreviviría?

Jackie y Cathy fueron las primeras en llegar, como siempre. Cathy intentaba consolar a Jackie, que seguía queriendo abandonar el experimento. Parecía que estuviéramos en un velatorio, y guardé silencio respetuosamente.

Cuando Dave y Marv se presentaron, aparecieron sonrientes.

—Tenemos buenas noticias —dijo Dave.

—Tu ratón murió por causas naturales —le explicó Marv a Jackie—. Sólo tenía un pulmón. En los animales de laboratorio, engendrados por endogamia, suelen aparecer defectos físicos. Y, dado que los ratones tienen un metabolismo muy elevado, han de ser perfectos para poder sobrevivir, incluso en condiciones normales. Y un ratón no puede sobrevivir con un solo pulmón.

—¿Quieres decir que no tenía cáncer? —pregunté.

—Yo no he dicho eso. Encontramos un tumor, pero era demasiado pequeño como para haberle causado la muerte.

Jackie parecía visiblemente aliviada.

—¿Y qué hay de *Frak*? ¿Tiene los dos pulmones?

Todos en la habitación, incluido yo mismo, la miramos desconcertados.

—¿Quién es *Frak*?

—Mi otro ratón. *Frik* era el que murió.

—¿Les pusiste nombre?

—¡Claro que les hemos puesto nombre! —respondió Cathy indignada—. Las mías son *Genevieve* y *Suzanne*.

Cuando terminó aquel drama, les pedí que me informaran de sus experiencias durante los tratamientos. Marv y Dave dijeron que no habían sentido nada en las manos. Y tampoco Jackie, aunque se había dado cuenta de que su ratón gravitaba hacia su mano izquierda pusiera como pusiera la jaula. Cathy, por su parte, sí había sentido hormigueos.

De uno en uno, les pedí que pusieran las palmas de sus manos, boca abajo, a dos o tres centímetros de las mías. Sentí la irradiación de calor desde lo más profundo de la mano izquierda de todos; no era el simple calor de la temperatura corporal, sino algo cualitativamente diferente. Y, también aquí, Cathy fue la única que sintió que se le calentaban las manos.

Cuando se fueron, sentí que había recobrado la ilusión con el experimento.

En la siguiente reunión, nuestros sanadores informaron de la aparición de tumores visibles en los ratones. Aunque Dave y Marv ya lo esperaban, Cathy y Jackie estaban ciertamente preocupadas. Les dije que la aparición de los tumores era normal, pero dejé de mencionar deliberadamente lo de los puntos negros y la ulceración, pues prefería que ellas hicieran sus propias observaciones. Esta vez, cuando comprobé sus manos, todas emitían calor, aunque solo Jackie y Marv dijeron sentir algo.

Antes de nuestra siguiente reunión recibí una llamada angustiosa de Cathy. Estaba segura de que *Genevieve* y *Suzanne* se estaban muriendo. Aseguraba que se les había caído el pelo en la zona de los tumores, y que en estos aparecían unas feas marcas negras. La tranquilicé y le dije que aquello era lo esperado, y ella se enfadó conmigo por no haberla advertido.

Para entonces recibía llamadas a diario de Cathy y Jackie, informándome que los tumores de los ratones se estaban haciendo cada vez más grandes, y que se estaban ulcerando. Aparte del cariño que les habían tomado a los animales, las dos muchachas eran unas excelentes alumnas, poco habituadas al fracaso —esa era otra de las razones por la que las había elegido a ellas—. Por su parte, Dave y Marv se tomaron ese mismo proceso con calma, puesto que ya sabían lo que cabía esperar.

Finalmente, las buenas noticias comenzaron a gotear y, más tarde, a llegar a raudales. Las ulceraciones empezaron a ponerse blancas y, poco después, a desaparecer. Al final, los siete ratones mostraron una clara remisión del cáncer.

Pero fue entonces cuando Marv vino a aguarnos la fiesta: cuatro de los seis ratones de control habían tenido también remisiones. Después de la muerte de dos de ellos, Marv había estado viéndolos de forma asidua, lo cual era una violación del protocolo acordado previamente. Al fin y al cabo, los ratones de control estaban en su laboratorio.

Aunque Marv y Dave no habían escrito sus respectivos diarios (¡no se les puede asignar tareas a los profesores universitarios!), Jackie y Cathy sí lo habían hecho. Me sorprendió hasta qué punto sus experiencias se parecían a la que yo había tenido. También me sorprendieron sus sentimientos de pesimismo. Evidentemente, en este caso no se podía hablar de sanación por la fe.

Estas son algunas de las anotaciones del diario de Cathy:

Día 1: por momentos me he sentido feliz y, otras veces, triste. Me dolían las manos, pero estaba tensa y he pensado que el dolor sería por eso. He intentado ciclar en los momentos de frustración y cuando sentía que el experimento no iba a funcionar. Tengo un terrible dolor de cabeza a causa de la tensión. Ha sido la hora más larga de mi vida.

Día 5: estoy bastante nerviosa, porque he visto que los tumores comienzan a aparecer. Observando mejor, me parece que solo *Suzanne* tiene tumores. He intentado hacer ciclos, pero me ha costado mucho. Seguía pensando que no quería que murieran. He tratado de leer mi lista de ciclos, pero me he puesto nerviosa y he pensado en llamar al señor Bengston para tranquilizarme.

Día 6: me parece que los dos ratones tienen ya tumores. Estoy aterrada.

Día 8: *Genevieve* está más activa que *Suzanne*. La verdad es que disfruto viéndolas. Con el paso de los días, se van convirtiendo en parte de mi familia.

Día 10: *Suzanne* tiene los tumores más pronunciados. Es como si cargara con una bola pequeña. El tumor de

Genevieve es redondo y un poco apuntado. Mis sentimientos acerca de la recuperación: positivos.

Día 14: sigo haciendo muy pocos ciclos. Mientras trataba a los ratones, me leía mi lista de ciclos cada vez que sentía que el experimento no iba a funcionar. Tanto *Genevieve* como *Suzanne* tienen tumores grandes. El de *Suzanne* es como una bola pequeña bajo la piel. Espero que no empeoren demasiado, porque no me gustaría verlas sufrir. Incluso he rezado un poco por ellas.

Día 15: he visto una fea marca de color negro en *Suzanne*. He llamado al señor Bengston. Me ha dicho que la marca es normal y que es una buena señal. No le creo. Tengo miedo de no estar haciéndolo bien.

Día 17: cuando he llegado hoy, estaba temiendo encontrarme muerto a uno de los ratones. Ahora ya sé cómo se siente Jackie. Me duele la mano durante el tratamiento. Probablemente sea la tensión. Mientras hacía el tratamiento he tenido la sensación de que iban a mejorar. Ciertamente, quiero que sobrevivan.

Día 20: las dos tienen unas feas llagas en los tumores. No quiero que sufran. Me paso el tiempo pensando en llamar al señor Bengston.

Día 23: he tenido la sensación de que *Suzanne* no lo iba a conseguir. He intentado ciclar mientras hacía el tratamiento. *Genevieve* está activa; *Suzanne* está despierta, pero más quieta. Quiero que esto termine. Un terrible dolor de cabeza.

Día 25: anoche me di cuenta de que tanto *Suzanne* como *Genevieve* roían el tumor de *Suzanne*. Le ha quedado un agujero en el que cabe un dedo. Tenía un aspecto muy desagradable... No quería mirar. El tratamiento no ha sido muy bueno... Ese agujero me ponía enferma.

DÍA 26: anoche tuve una sensación de muerte. Creo que sentí eso porque no estaba ciclando. Tengo que ajustar mi lista.

DÍA 29: el tumor de *Suzanne* parece que esté encogiendo. No tengo demasiadas sensaciones. Sigo trabajando con la nueva lista de ciclos. Me da miedo estar demasiado segura. Por favor, que funcione.

DÍA 31: ya no noto nada en las manos. Me siento muy insegura. En la facultad no me ha ido demasiado bien. Tengo la sensación de que es una causa perdida, pero seguiré intentándolo.

DÍA 34: el tumor de *Genevieve* parece que es más pequeño. El de *Suzanne* es visiblemente más pequeño. Quizás esto funcione al fin y al cabo, aunque temo hacerme ilusiones.

DÍA 36: hoy me siento bien. Tenía la sensación de que el tratamiento iba y venía. Empecé poniéndome nerviosa, pensando en si mejorarían. Los tumores parecen haberse puesto blancos por dentro.

DÍA 40: los tumores siguen reduciéndose. Quiero creer que se van a poner bien, pero estoy impaciente. Es todo muy ambivalente.

DÍA 42: no hay cambios en mis chicas. A veces tengo serias dudas. Creo que tengo miedo a fracasar.

DÍA 45: el tumor de *Suzanne* casi ha desaparecido. El de *Genevieve* aún está ahí. Intento ser optimista... Espero que esté bien. Me gustaría que alguien me dijera que están bien, así podría estar segura.

Celebramos el éxito del experimento tal como yo había sugerido, brindando con champán. A pesar de la alegría de la victoria y del alivio por haber curado a sus ratones, mis alumnas estaban traumatizadas por la experiencia. Había sido demasiado para ellas. Se sentían confusas con respecto a qué hacer con sus recién descubiertas habilidades y cómo encajarlas con el resto de su vida.

Una vez más, sentí empatía hacia ellas.

9

ENIGMAS

Mire, el telégrafo es como un gato muy grande. Le tiras de la cola en Nueva York y su cabeza maúlla en Los Ángeles. ¿Me entiende? Y la radio funciona exactamente igual. Uno envía señales desde aquí y otros las reciben allí. La única diferencia es que aquí no hay gato.

ALBERT EINSTEIN

Estaba entusiasmado ante la idea de dar a luz un tercer experimento, con nuevas preguntas y nuevos controles. Y lo mismo le ocurría a Dave Krinsley. A Marv Wasserman no. Él no disponía de un marco científico en el cual ubicar nuestros experimentos. Su especialidad era la mosca de la fruta. Si hubiéramos diseñado un experimento con moscas de la fruta, quizás lo hubiera reconsiderado; pero no con ratones.

Yo estaba decidido a seguir los datos que nos proporcionaban los ratones, de modo que recurrí a Carol Hayes, catedrática y jefa del departamento de biología en el campus de Brooklyn del St. Joseph's College, de donde yo era también profesor. Famosa por ser una profesora de calidad y exigente, que llevaba su departamento con autoridad, Carol

131

me dejó claro desde un principio que mi propuesta con ratones no era del tipo que ella estaba acostumbrada a tomar en consideración. Aún hoy en día, me acuerdo de todo con claridad: delante de ella, en su despacho, explicándole mis experimentos, mientras ella se esforzaba por no hacer muecas, antes de echarse a reír abiertamente.

Sólo cuando mencioné a Marv Wasserman detecté alguna posibilidad de que aceptara la idea. Ella respetaba a Marv, y el hecho de que él hubiera participado en el experimento anterior fue lo que le hizo reconsiderarlo. No obstante, seguía siendo muy escéptica, hasta el punto de tomárselo a broma sin reparos. Según ella, si mis ratones habían tenido remisiones era porque algo se había hecho mal en los protocolos.

Carol aceptó finalmente, pero con la condición de que sería ella misma quien diseñara el procedimiento y quien eligiera a los voluntarios. Después de algunas negociaciones, quedamos en que ella elegiría a tres voluntarios y yo a dos. Aunque yo no tendría nada que hacer con los ratones, también en esa ocasión me encargaría de entrenar a los voluntarios y de realizar reuniones semanales.

Cathy, la alumna de sociología de mi último experimento, quería participar de nuevo. Su escepticismo natural había vuelto a las andadas, hasta el punto de preguntarse si yo le habría dado el cambiazo con los ratones. Elegí también a una alumna especializada en estudios con niños, utilizando el mismo criterio que en la anterior ocasión. Jane era una alumna aventajada y escéptica; evidentemente, sin experiencia alguna en la sanación con las manos. En ningún momento hablé con Carol de los criterios de selección, pero cuando me reuní con sus tres candidatos de biología, me di cuenta de que sus estándares debían de haber sido muy diferentes de los míos. Ninguno de ellos sabía nada de la sanación con las manos, tal como sería de esperar, y me dejó perplejo el hecho de que tuvieran tan poca motivación, lo cual me hizo sospechar que se habían visto obligados a participar de algún modo.

El primer dilema que queríamos dirimir en este experimento —el tercero— era el curioso hábito que tenían los ratones del grupo de control de desarrollar remisiones. Al igual que en la ocasión anterior, teníamos seis ratones de control en el campus, en un lugar desconocido para los sanadores. Para evitar que la mera proximidad de un sanador pudiera efectuar una curación, Dave sugirió que tuviéramos un segundo grupo de control fuera del campus. Carol se mostró de acuerdo, y envió cuatro ratones inoculados con la enfermedad a una colega de otra ciudad, que ni Dave ni yo conocíamos.

El segundo dilema que deseábamos abordar era si cada persona era responsable de la curación de los ratones a su cargo o si todos los ratones eran curados por una o dos personas con capacidades. Para obtener más información, entregamos a cada uno de los cinco voluntarios un ratón para que lo tratara en casa y otro para que lo tratara en el laboratorio. Mi suposición era que, si alguno de nuestros voluntarios podía sanar, todos los ratones de las jaulas, dispuestas en hilera en un banco del laboratorio, mostrarían remisiones, en tanto que los que se llevaran a casa estarían en función de la capacidad de curación de cada voluntario. Para impedir que los ratones domésticos tuvieran contacto alguno con otros voluntarios, establecimos un programa concreto para cada persona a la hora de recoger el que tenía asignado. Por otra parte, Carol se ocuparía de los seis ratones de control dentro del campus.

Aquel era nuestro más elaborado experimento hasta la fecha, pero cuando llegaron los resultados me quedé absolutamente confundido. Los cuatro ratones de control externos al campus habían muerto, tal como se esperaba, en el plazo de veintisiete días. Tres de los ratones de control en el campus habían muerto, en tanto que los otros tres habían tenido remisiones. Estos resultados, aparentemente ambiguos, se podían explicar por el hecho de que, una vez más, los protocolos referentes a estos animales no se habían respetado. Después de la muerte de los tres primeros ratones, los alumnos de biología habían dado con ellos en su laboratorio y les habían estado haciendo visitas a partir de entonces.

Todos los ratones que habían recibido el tratamiento en los hogares de los voluntarios habían experimentado una remisión, lo que dio a entender que los cinco voluntarios eran capaces de sanar. El enigma era este: tres de los ratones que los estudiantes de biología habían tratado en el laboratorio habían muerto. Dado que habían conseguido remisiones con los que tenían en casa y con los de control en el campus a través del mero contacto casual, ¿por qué no las habían logrado en sus ratones de laboratorio?

Me acordé de un experimento que Bernard Grad había realizado con alumnos de medicina de primer curso que eran sumamente escépticos ante cualquier forma de sanación cuerpo-mente. Estos alumnos trataron por imposición de manos a unos ratones con heridas generadas quirúrgicamente; los animales se habían recuperado de manera significativamente más lenta que los ratones del grupo de control. Esto se interpretó como una confirmación del efecto nocebo, en el cual el tratamiento fracasa debido a la actitud negativa del médico.[1]

Quizás mis escépticos alumnos de biología habían sentido la misma vergüenza que había sentido yo en el primer experimento, recluido en mi pequeña sala y asegurándome de cerrar bien la puerta para que nadie pudiera entrar y ver lo que estaba haciendo. Me acuerdo incluso de que el primer día subí con los ratones por las escaleras para no tener que encontrarme con nadie en el ascensor. Y me monté todos esos subterfugios a pesar de que no estaba en mi propio terreno ni operaba dentro de mi especialidad profesional. Es posible que, como estudiantes de biología, y forzados de algún modo a participar, estos chicos hubieran albergado algún tipo de resentimiento. Por otra parte, también habría que contar con el aburrimiento de estar allí sentados, hora tras hora, con las manos pegadas a una jaula con ratones.

En cambio, cuando los alumnos de biología se encontraban con los ratones del grupo de control, ante los cuales no sentían responsabilidad alguna, tampoco tenían motivo para sentir tensiones ni resentimiento. Y en cuanto a los ratones que se habían llevado a casa, quizás llegaron a desarrollar sentimientos de cariño, como con una mascota.

Estas, claro está, fueron especulaciones *a posteriori*. La verdad era que yo no podía darle un sentido científico a lo que había ocurrido. Ni hubo nadie más que pudiera dárselo de entre las muchas personas a las que informé de los datos durante los años siguientes, incluido el Gran Grad. Haría falta un instante «¡eureka!», más de una década después, para que los resultados de ese experimento dieran lugar a una teoría ciertamente innovadora.

Mientras tanto, yo estaba anhelando hacer un cuarto experimento; y lo mismo le ocurría a Carol, aunque en su caso porque no creía en los resultados obtenidos. También se apuntaron por el mismo motivo —simple incredulidad— dos de los voluntarios que habían participado en anteriores experimentos, en tanto que uno de los alumnos de biología, que no había conseguido curar a su ratón de laboratorio, quería intentarlo de nuevo. Además de ellos, elegí a otros tres alumnos escépticos, hasta contabilizar un total de seis voluntarios.

Debido a mis sospechas sobre el impacto de los factores psicológicos, decidí hacer este cuarto experimento mucho más llevadero para los voluntarios. Era verano, no había ya clases y el laboratorio sería un lugar caluroso. Les proporcioné una hoja de firmas, dejándoles a ellos la posibilidad de que decidieran con cuánta asiduidad atenderían a sus ratones.

La supuesta despreocupación por mi parte no era más que teatro. Yo estaba intensamente implicado, y me sentí muy molesto cuando descubrí que mis voluntarios se saltaban la mitad de los tratamientos. Aunque mantuve mi farsa, estaba experimentando la misma impotencia que sufren los padres al ver a sus hijos participando en una competición y se angustian más que ellos.

En cuanto a los ratones, para entonces el patrón y la velocidad de curación estaban tan bien establecidos que era razonable suponer que cualquier ratón que desarrollara los puntos negros pasaría a una ulceración y a la posterior remisión. Así pues, Carol y yo decidimos que todos los ratones —los curados y los no curados, los del grupo experimental y los del grupo de control– serían sacrificados al trigésimo octavo día para realizarles la autopsia. Para entonces, los que tuvieran que morir ya lo habrían hecho, en tanto que el resto se encontraría en diferentes fases del crecimiento tumoral, el ennegrecimiento, la ulceración y la completa remisión.

Aunque yo no había tratado a aquellos ratones, verlos morir se me hizo muy difícil. A los voluntarios les había dicho que el experimento terminaría el trigésimo octavo día sin darles más explicaciones, poniendo luego todo mi empeño en estar presente en la disección. Posteriormente, Carol enviaría las muestras de tejidos a un colega de un laboratorio de histología para obtener una valoración independiente.

De los once ratones tratados, diez habían tenido remisiones o se encontraban en proceso de hacerlo. La única excepción no había desarrollado la zona ennegrecida y había muerto en el trigésimo día. La autopsia reveló un tumor canceroso grande y duro como una piedra, evidenciando un claro fracaso del tratamiento. Siete de los ocho ratones de control del campus habían tenido remisiones o estaban en proceso de lograrlo; también aquí, habían recibido la visita de los voluntarios, esta vez con protocolos más suaves. Los cuatro ratones del grupo de control externo al campus habían muerto en su totalidad dentro de los veintisiete días previstos.

El análisis histológico (el estudio microscópico de finas láminas de tejido) encontró células de adenocarcinoma de mama en todos los estadios de la remisión, demostrando más allá de toda duda que estábamos consiguiendo la remisión del cáncer. Sólo aquellos ratones cuyas ulceraciones se habían cerrado por completo estaban libres de cáncer. Por entonces, yo sabía que el cáncer de mama que habíamos estado inoculándoles a los ratones era más letal de lo que creía previamente. Cualquier ratón que viviera hasta el día vigésimo séptimo era un Matusalén, puesto que, en la literatura biológica, la mayoría de ellos moría sobre el vigésimo día.

Ante cualquier evaluación imparcial, nuestros cuatro experimentos habían demostrado que el 87,9% de nuestros ratones inoculados con cáncer se habían curado más probablemente mediante la sanación con las manos que por una remisión natural. Y estos resultados se consiguieron a pesar del hecho de que Carol, sin saberlo yo, había duplicado la dosis de algunos de los ratones del último experimento. Pero, aún más prometedor: los análisis histológicos, al mostrar células cancerosas en todas las fases preliminares, eran la señal reconocible de que la clave de la curación era la respuesta inmunológica. Con anterioridad, yo había supuesto que estábamos matando células cancerosas. Pero entonces estaba casi convencido de que habíamos estado estimulando el propio sistema inmunológico de los ratones para combatir la enfermedad.

Esta teoría se vio en gran medida corroborada cuando me enteré de que Carol, una vez más sin yo saberlo, había vuelto a inocular el cáncer a un par de los ratones curados del tercer experimento, solo para descubrir finalmente que la enfermedad no había prendido. Al parecer, ¡los ratones tratados habían desarrollado inmunidad al cáncer!

Me abrumaban las preguntas, nuevas y antiguas. Dado que estas últimas curaciones habían tenido lugar con mucho menos tratamiento, ¿qué «dosis» era la realmente necesaria? Si una hora al día era demasiado, ¿sería suficiente con diez minutos? Y, una vez el proceso se ponía en marcha, ¿se perpetuaría por sí solo?

¿Qué papel jugaba la distancia en la remisión? En los cuatro experimentos habían presentado remisiones un total del 87,9% de los ratones tratados, el 69'2% de los ratones de control del campus y el 0% de los de control externos. Si la distancia era un factor en el fracaso de la remisión, ¿a partir de qué distancia dejaba de funcionar? ¿Era ese el único factor, o había alguna otra condición, aún no definida, que hubiera excluido a los ratones externos del tratamiento? Dicho de otro modo: ¿qué conexión había entre los ratones de control del campus para que lo que afectara a uno afectara a la mayoría de los otros? Si existía tal conexión, ¿qué la rompía, teniendo en cuenta el 12,1% de fracasos, incluso entre los ratones tratados?

¿Era la sanación el resultado de algún tipo de conciencia de grupo entre los voluntarios? ¿Habrían curado colectivamente a los ratones, o bien uno o dos voluntarios capacitados eran los responsables de todos los éxitos? ¿Es la sanación una capacidad innata, o se puede enseñar a la mayoría de la gente?

Y, lo más intrigante de todo, ¿se curaban los ratones a través de una respuesta inmunológica? Y, si así era, ¿se podría transmitir tal inmunidad a otros sujetos a través de una vacuna?

Cuando volví a visitar a Carol con la intención de diseñar más experimentos con ratones, me encontré con que no estaba dispuesta a seguir adelante. Aunque confesaba que nuestros resultados eran los más sorprendentes que había visto jamás, al igual que Marv Wasserman, no sabía qué hacer con todo aquello. Nuestros resultados no le encajaban con sus objetivos profesionales personales ni con el trabajo en curso de su departamento.

Y, aunque me sentí muy decepcionado, pude comprenderla. Lo que estábamos haciendo suponía una amenaza para la biología tradicional. Mi trabajo cotidiano como sociólogo estaba lo suficientemente bien definido como para que cualquier filtración acerca de mi «afición» pudiese pasarse por alto como una excentricidad. Y lo mismo ocurría con Dave Krinsley, que seguía prestando apoyo moral y económico para los experimentos con ratones. Simplemente, estábamos jugando en el cajón de arena de otros. Pero Carol y Marv estaban asumiendo un riesgo profesional grave en algo que para la mayoría de sus colegas habría sonado como un juego de manos no científico. La historia ya había demostrado que el nuestro era un campo en el cual todo éxito recibía su castigo. ¿Quién podría culpar a nadie de abandonar, sin tener un compromiso apasionado y personal?

Pero Carol y yo aún pudimos disfrutar de una última colaboración antes de cortar nuestra relación profesional. Al igual que yo, a partir de los resultados histológicos, ella había extraído la teoría de que el sistema inmunológico de los ratones estaba implicado de alguna manera. Esto la intrigó lo suficiente como para proponer un experimento completamente diferente e innovador. Pero no con ratones, sino con zanahorias.

Dado que la facultad no tenía el equipo necesario para hacer estudios inmunológicos adecuados, Carol diseñó un experimento inmunológico que operara por defecto. Al parecer, las plantas —incluidas las zanahorias— también padecen cáncer, definido a grosso modo como un crecimiento celular incontrolado. Aunque esta actividad absorbe nutrientes del anfitrión, en las plantas no es letal porque, a diferencia de los animales, no tienen órganos que el cáncer pueda destruir.

Para lo que yo denominé nuestra «serie de ensaladas», Carol inoculó el cáncer en rodajas de zanahorias en una placa de Petri. Después, llevé a cabo el mismo proceso de entrenamiento con los voluntarios, algunos de los cuales habían participado en experimentos previos, para que intentaran curar del cáncer a sus zanahorias. Dado que las zanahorias no tienen sistema inmunológico, esperaba que el experimento fracasara; pero adoctriné deliberadamente a los voluntarios para que pensaran que era algo que podían hacer porque ya se había hecho antes. También intenté el mismo experimento por mí mismo, esforzándome mucho para hacer desaparecer el cáncer.

Todos fracasamos, lo cual supuso una buena noticia para mí. Habíamos demostrado, por defecto, que la imposición de manos no había curado el cáncer en un organismo sin sistema inmunológico. Las rodajas de zanahoria desarrollaron elaborados sistemas radiculares, como si intentaran volver a convertirse en zanahorias, demostrando que algo sí les había afectado, pero no al cáncer.

Tras aquel pequeño aunque tentador éxito, decidí dejar mis investigaciones sobre esa enfermedad. Pocos profesionales estaban dispuestos a creer en nuestros resultados experimentales, a pesar del hecho de que en modo alguno eran ambiguos. La idea de que la imposición de manos podría curar el cáncer era demasiado revolucionaria, especialmente entre los médicos y los científicos entrenados para creer que aquello no podía ser cierto. Para continuar necesitaba el apoyo de aquellos científicos, de sus instalaciones y laboratorios, de ratones y de los adecuados protocolos. Sin su ayuda, habría sido como darse de cabezazos contra una pared.

Opté por recordar que, en realidad, yo era sociólogo. Al igual que Carol y Marv, opté por centrarme en mi trabajo cotidiano, incluyendo la investigación profesional en mi propio campo.

Tendría que pasar otro par de décadas para que retomara el sendero experimental.

10

TIEMPO MUERTO

Si un hombre no cree lo mismo que creemos nosotros, decimos
que es un excéntrico y con eso nos damos por satisfechos.
Quiero decir que nos damos por satisfechos en nuestros días,
porque ahora no podemos quemarlo en una hoguera.

MARK TWAIN

Mi hijo, Brian, nació el 24 de septiembre de 1980. Hubo una carrera entre el parto de mi mujer y la defensa de mi tesis doctoral en la Universidad Fordham sobre un aspecto de la justicia criminal. Mi esposa y Brian ganaron la carrera con una semana de diferencia. Por entonces vivíamos en Northport, Long Island, a poco más de sesenta kilómetros de distancia de Nueva York. Nuestra hija, Elizabeth, nacería allí tres años más tarde. Yo había estado dando clases de metodología de la investigación, criminología y sociología de la religión y de la ciencia en el St. Joseph's College, en Brooklyn, así como en un campus satélite en Brentwood. Esto me suponía un montón de viajes. En 1979, me ofrecí voluntario para dar clases exclusivamente en el nuevo campus del St. Joseph's en Patchogue, a casi cien kilómetros al este de Nueva York, en la costa sur del estrecho de Long Island. Ocho años después nos mudamos a la cercana población de Port Jefferson.

Puerto histórico y con astilleros, Port Jefferson alberga una comunidad privilegiada en la que una central de energía cercana paga el 51% de los impuestos municipales. Esto deja bastante dinero para un sistema educativo bien dotado y para unas excelentes instalaciones sanitarias. Otras ventajas adicionales son el acceso a más de seis kilómetros de playa y la pertenencia gratuita a un club de campo situado sobre un promontorio que domina el estrecho, con un campo de golf de la Asociación Profesional de Golfistas y ocho canchas de tenis. En ninguna otra parte me podría permitir este estilo de vida.

La mayoría de los residentes de Port Jefferson son hipersociables e hiperactivos. Estuve en la junta escolar durante seis años y en la junta de la biblioteca durante diez. Estas actividades, junto con mis responsabilidades académicas, entre las que se incluiría la dirección del departamento de relaciones humanas, llenaron con facilidad el espacio dejado por mis investigaciones sobre sanación. Tenía toda una serie de prioridades profesionales y una familia que iba creciendo. Y, cuando echaba la vista atrás a aquella otra vida, impulsada por mi obsesión, sentía el alivio que podría sentir alguien que hubiera renunciado a una aventura pasional por la cual hubiera tenido que pagar un precio demasiado elevado. Ya no era un rey Canuto moderno luchando contra la marea.* Me sentía muy bien siendo normal.

---

* Nota del traductor: Cnut the Great, Canuto el Grande, fue un rey de Dinamarca, Inglaterra, Noruega y parte de Suecia que, dicen, se sentó en la playa y «ordenó» a la marea que se detuviera.

A modo de reconocimiento a mi antigua doble vida, había introducido una nueva asignatura en el plan de estudios de la facultad denominada «sociología de lo paranormal», de la cual sigo dando clases. En lugar de los extraños escarceos en el ocultismo que hubieran esperado mis alumnos, se trataba de un curso furtivo sobre metodología y estadística aplicadas a la investigación paranormal. Cuando mis alumnos se quejaban diciendo: «¡Se suponía que esto iba a ser divertido!», yo respondía perversamente: «Esto es divertido; y, si estás trabajando con hipótesis extrañas, mejor será que seas metodológicamente muy riguroso».

Como sanador energético mantenía un perfil bajo, tratando solo a familiares y algunos pocos amigos. Curé a mi hermano de tinnitus, un ruido en los oídos que no tiene un origen externo. También le curé de una diverticulitis sumamente dolorosa, provocada por unas pequeñas bolsas que se forman en las paredes de los intestinos.

Mi hijo y mi hija tienen algo en común: son personas inusualmente sanas. Pero, aparte de eso, han sido diferentes en todo lo demás desde que nacieron. Brian fue un monstruo en cuanto a tamaño, con un percentil de 98.** Es tranquilo y amable, y se ha convertido en una estrella del deporte. Elizabeth, que era muy pequeña, con un percentil 2, comenzó obteniendo en la escuela elemental la mayor puntuación de la historia de nuestro distrito en los exámenes estandarizados.

Cuando tendría unos cinco años, ocurrió algo que nos indicó que Elizabeth podría ser «diferente», del mismo modo

---

** Nota del traductor: los percentiles son escalas de valoración sobre la situación de una persona en determinada cualidad con respecto a la población general. Un percentil 98 significa que, de cada 100 personas, normalmente habrían solo 2 por delante en esa cualidad.

que lo habíamos sido Ben y yo mismo. Yo acababa de estacionar el automóvil para un partido de la liga infantil de Brian cuando Liz se puso a gritar. Se había pillado la mano con la puerta. Cuando le tomé entre mis manos el dedo aplastado, dejó de gritar y, al cabo de pocos minutos, exclamó:

—¡Deja de apretarme el dedo!

—Mira, hay espacio entre mis dedos y los tuyos —dije para demostrarle que no se lo estaba apretando—. El dedo te duele porque se está curando.

Estuvimos allí unos diez minutos, hasta que aparté las manos y Liz puso a prueba los movimientos del dedo.

—¡Muy bien! —exclamó.

Me estremecí recordando aquella ocasión en que Ben le había curado el dedo a mi novia, en una situación sumamente parecida. Y recuerdo sobre todo la sensación de algo inusual en la energía que había entre nosotros, una sensación muy especial, que posteriormente se vería reforzada.

Aquella fue también la época en la cual traté a Laurie, la alumna de sociología con cáncer de pecho y linfático. Cuando alguien me preguntaba por mis honorarios, yo no sabía qué contestar. Al principio, decía: «Lo que te parezca». Luego empecé a pedir cuarenta y cinco dólares por tratamiento, «si te lo puedes permitir». ¡No hace mucho, curé a un hombre de un cáncer de cuello a cambio de un calabacín que él mismo había cultivado! Mi trabajo de sanación nunca ha sido por dinero. Yo siempre he querido ofrecer este conocimiento, y me encantaría que todo el mundo pudiera hacer lo que yo hago.

Pero en otra ocasión, en esa misma época, quebranté una de mis directrices éticas y terminé lamentándolo.

Aunque Marie no era una buena estudiante, era una joven bulliciosa y comunicativa que no podía caer mal a nadie. Y, dado que estaba suspendiendo, optó por unirse al ejército a fin de conseguir créditos como soldado para poder continuar con su formación cuando se sintiera más madura. Antes de abandonar el campus, se pasó por mi despacho bastante alterada.

—En el ejército me han hecho unas pruebas y han descubierto que tengo un jodido cáncer cerebral. Me han dicho que me voy a morir. —Y, con una exhibición de fuerza de voluntad, añadió—: ¡Yo no voy a morir! Voy a luchar contra esto.

Marie no sabía nada de mi trabajo de sanación, pero admiré sus agallas. Después de marcharse, fui lo suficientemente arrogante como para tratarla una docena de veces a distancia. Sin embargo, como ya no manteníamos contacto, no pude enterarme de cómo le había ido.

De vez en cuando, durante los años que siguieron, me pregunté muchas veces qué habría sido de ella. Y, un día, un colega que a veces sigue el rastro de nuestros alumnos para ver cómo les va, me dio el número de teléfono de Marie.

Quedamos para cenar en el centro de la ciudad y, cuando le pregunté por su salud, me dijo:

—Lo que me ocurrió fue alucinante. Tuve una remisión espontánea poco después de verle. Los médicos no pudieron encontrar ni rastro del cáncer.

—¡Es estupendo! —exclamé.

—Sí, pero no se creyeron los resultados, de modo que me dieron radioterapia de todos modos. Ahora soy estéril aunque, al menos, eso es mejor que estar muerta.

Aquello me dolió. Aun en el caso de que Marie hubiera sabido lo de mi tratamiento, quizás habría optado de todas formas por las radiaciones; pero, al menos, lo habría hecho con conocimiento de causa. Tras esa experiencia, decidí que pedir permiso para curar no podía ser solo una mera directriz ética; tenía que ser una norma inquebrantable.

Uno de mis casos más duros fue el de Georgina, una mujer de cuarenta y tantos años, enfermera, aquejada de una grave depresión. Venía siendo medicada desde hacía veinte años, pero aquello no funcionaba. Estaba sin trabajo. No se interesaba por nada. No tenía amigos ni familia, aparte de su hermana, Helen, una de mis colegas, que era psicóloga clínica. Cuando conocí a Georgina, ni siquiera hablaba y, claro está, Helen la había llevado a todos los médicos y terapeutas que se le habían podido ocurrir.

Traté a Georgina una hora semanal durante alrededor de diez semanas, y no hay nada más aburrido que trabajar con alguien tan deprimido que ni siquiera se mueve. Cuando comenzó a recobrar la vida, intenté animarla a que hiciera ciclos, pero era incapaz de pensar en términos de querencias y necesidades independientes. De hecho, cuanto más mejoraba, más molesta parecía estar, porque se dio cuenta de que la salud conlleva responsabilidades.

Georgina tuvo que ser reentrenada, al igual que una persona que despertara de un coma veinte años después. Al cabo de seis años, Helen me escribió: «¡Georgina se ha convertido en una persona real!».

Sin embargo, otra compañera de trabajo me dio a conocer, trágicamente, lo que acabaría denominando «el efecto Pauline». Como administradora de la facultad, siempre me había dado su apoyo en los experimentos con ratones, hasta el punto de intentar obtener fondos y financiación para mí.

Cuando me enteré de que tenía un cáncer, me fui a su despacho, cerré la puerta en silencio y le confesé que no era solo un especialista en ratones, que también había curado a docenas de personas con cáncer. Le dije que me sentiría honrado si me permitía tratarla, pero que la decisión era exclusivamente suya.

Aunque Pauline tenía una personalidad imponente, se echó hacia atrás con lo que solo podría describir como una risa nerviosa. Era evidente que no quería saber nada de mi propuesta. En lugar de tomar el sendero menos transitado, optó por el camino tradicional, que no tardó en llevarla a la muerte.

Y, recientemente, ocurrió lo mismo con Julia, una profesora de California. Cuando nos conocimos, acababa de publicar una investigación de doble ciego sobre la efectividad de la oración en una revista científica médica convencional; todo un avance para ella y para su disciplina. Estuvimos hablando incluso de la posibilidad de hacer alguna investigación juntos. Pero, al no saber nada de ella llegado el momento en que me tendría que haber dado una respuesta, dejé a un lado el asunto como otro de esos casos de entusiasmo inicial que se había disipado. Posteriormente me enteraría de que a Julia le habían diagnosticado un cáncer. Ella también había optado por la ruta tradicional, y también había fallecido. Dado que su cáncer era de un tipo muy agresivo, un tipo que yo había tratado con éxito en múltiples ocasiones, no hacía más que preguntarme: «¿Por qué no me llamó? ¿Por qué no pidió ayuda?». Pero lo más desconcertante de todo fue que al padre de Julia lo había curado de un cáncer un sanador energético, ¡y que ella misma había impartido en sus clases lo relativo a mis trabajos sobre sanación con las manos como parte oficial del plan de estudios de la facultad de medicina!

Estos dos casos me mostraron la diferencia existente entre la aceptación intelectual de la sanación energética y la disposición a desafiar el sesgo cultural que tenemos contra este tipo de sanación cuando las cosas se nos complican.

Algo que he aprendido a través de la sanación con las manos es en qué medida la gente no está en contacto con su propio cuerpo. Aunque yo soy tan culpable como el que más a la hora de dar por sentada mi buena salud, me hago un montón de controles médicos cada vez que se me presenta la ocasión. Siendo niño, me gustaba mucho el deporte, especialmente todo lo relacionado con el agua. Y tenía también todo tipo de habilidades corporales curiosas: podía mover las orejas de forma alterna —por ello era la envidia de mis amigos—, abrir solo una aleta de la nariz, cruzar el dedo largo del pie sobre el siguiente dedo, plegar los dedos de las manos hacia atrás hasta la muñeca e incluso llevar ritmos de percusión con una notable coordinación.

En la facultad participé en torneos de ping-pong, el juego en el que la bola se desplaza a mayor velocidad, entre 175 y 192 kilómetros por hora. Uno no puede jugar al ping-pong de forma consciente porque, sencillamente, no llegas a ver la bola; va demasiado rápida. Y, sin embargo, de algún modo, después de años sin jugar, aún puedes darle.

Los deportistas profesionales, en su estado álgido de forma, suelen hablar con entusiasmo de lo que llaman «estar en la zona», una especie de período de gracia, fuera del tiempo y el espacio, en el cual pueden conseguir lo que parecería imposible. Cuando juego al tenis, la pelota me parece tan grande cuando cruza la red que tengo la sensación de que puedo hacer lo que quiera con ella. Y con la sanación normalmente ocurre lo mismo. Cuando estás en la zona, o en el flujo, o como quiera que lo llames, es como si te encontraras fuera de ti mismo, observándote. Sin embargo, al igual que un deportista profesional, tienes que trabajártelo mucho primero para conseguir esa misteriosa alquimia de concentración mientras te dejas llevar.

De vez en cuando me preguntan si puedo sanarme a mí mismo. Hasta hace pocos años, ni siquiera sabía lo que era un dolor de cabeza. Un día en que, súbitamente, me sobrevino un extraño dolor de cabeza, pensé: «¡Ah! Esto es lo que significa esa palabra». Y luego hice que se fuera.

No me tomé en serio lo de jugar al tenis hasta que me mudé a Port Jefferson, y no tardé en tener problemas por intentar practicar ese deporte con mis piernas de nadador. En la modalidad de mariposa, uno fortalece los músculos de los muslos de arriba abajo, en tanto que el jugador de tenis los impulsa en una dirección diferente, porque se mueve constantemente de un lado a otro. Yo era un pez intentando ser un mamífero, y aquel conflicto me estaba destrozando las rodillas. Fui a ver a un par de traumatólogos, que me aconsejaron un raspado, una operación quirúrgica, lo cual no me pareció una oferta demasiado tentadora.

Y, un día, siguiendo una corazonada, me llevé aparte a mi hija Elizabeth, que tendría por entonces trece años, y le dije:

—Cúrame las rodillas.

—¿Cómo? –preguntó sorprendida.

—Simplemente, ponme las manos sobre las rodillas –respondí, recordando mis experiencias con Ben.

—Pero ¿qué tengo que hacer?

—Deja de hacer preguntas. Simplemente, haz lo que tus manos te digan.

Liz se puso a mover las manos alrededor de mis rodillas, sin ninguna confianza en lo que estaba haciendo; y, de repente, exclamó:

—¡Espera! Tengo que ponerlas aquí. ¿Es correcto?

Aquel no era el lugar del que me quejaba. Pero, cuando ella se situó allí, pude sentir que de sus manos emergía un calor asombroso. Se necesitaron tres sesiones para curarme por completo, y ya no he tenido ningún problema con las rodillas desde entonces.

A lo largo del tratamiento, Elizabeth siempre afirmó no sentir nada, pero ella es la sanadora más dotada que haya conocido jamás, incluyendo a Ben y a mí mismo. Siendo pequeña, venía por detrás y me agarraba por los hombros con sus pequeñas aunque fortísimas manos, y me asombraba la potencia de la energía que salía de ellas. Pero de esto no hablamos en casa. Si Liz quiere seguir el camino de la sanación, lo tendrá que decidir por sí misma.

En otra ocasión, mientras pasaba el rato con un amigo en Southampton, comiendo pistachos junto a un estanque, me sobrevino súbitamente un intenso dolor de estómago que hizo que me encogiera sobre el vientre. Además, mientras volvía a casa en mi automóvil, el abdomen comenzó a hinchárseme, hasta el punto de que tuve que quitarme el cinturón de seguridad. Me pasé la noche con escalofríos y fiebre; pero, en vez de ir al médico, no hacía más que pensar: «¿Cuándo terminará esto?». Al final, me desvanecí a causa del dolor. Cuando volví en mí, me dirigí al hospital, al servicio de urgencias, donde entré casi a rastras. Según el diagnóstico, tenía cálculos biliares, y el médico me recomendó cirugía inmediata. Pero decidí que me iba a librar de los cálculos de otra manera. Volví a casa y le pedí ayuda a Liz. Una vez más, el intenso dolor desapareció y, desde entonces, no he vuelto a sentirlo.

Tengo que confesar que mi abandono de las investigaciones con ratones durante todo aquel tiempo no fue absoluto. Helen, la psicóloga clínica a cuya hermana había tratado de depresión, intentó conseguir financiación para mis investigaciones en multitud de sitios. Si me hubiera conseguido algo, tengo la certeza de que habría continuado investigando. De lo que estaba cansado, más que de las investigaciones en sí, era de darme cabezazos contra la pared del rechazo.

También hice un experimento más con ratones, el quinto, con Dave Krinsley como sanador. Dave había cambiado de empleo. Ya no trabajaba en el Queens College de Nueva York, sino en la Universidad Estatal de Arizona, que trataba de conseguir un departamento de geología de prestigio internacional. Un biofísico amigo suyo, de esta misma universidad, había recibido una importante donación de la Fundación Nacional de Ciencia para estudiar la conductividad eléctrica de los tumores. Aquel hombre estaba creando un laboratorio del cáncer con todo tipo de mamíferos, desde ratones hasta chimpancés, y le dijo a Dave que podía llevar a cabo uno de nuestros experimentos con ratones en sus instalaciones. De modo que volé hasta Arizona para ayudarle con el experimento, y él se encargó del tratamiento.

¡Aquello fue un desastre! Nuestros cien ratones mostraron remisiones, pero lo mismo ocurrió con los ratones del experimento con tumores de su amigo. Y con los jerbos de Mongolia, con los hámsters y con el resto de los animales de la cadena alimentaria. Lo que aprendimos con todo aquello fue que la masa importa: cuanto más grande es el animal, más tiempo precisa la remisión. ¡Y también aprendimos cuándo conviene guardarse la sanación con las manos para uno mismo!

Durante todo aquel período de tiempo muerto, Dave y yo realizamos bastantes experimentos de visión remota con implicaciones obvias para la sanación a distancia, aunque no llegué a establecer las conexiones en aquel momento. El término «visión remota» lo introdujeron a mediados de los setenta Russell Targ y Harold Puthoff, del Instituto de Investigación de Stanford, y se refiere al proceso en el cual un agente (el emisor) se desplaza a un lugar seleccionado en secreto y contempla un objetivo que el perceptor (o receptor) intenta dibujar en función de las imágenes que aparecen en su propia mente.

A finales de los setenta, yo había leído *Mind-Reach*,[1] el bestseller de Targ y Puthoff donde se detallaban los experimentos de visión remota en los que los dibujos de los receptores se parecían extraordinariamente a las fotografías de los objetivos que estaban viendo los emisores. A pesar de la estricta observancia que ambos investigadores habían hecho de los protocolos científicos, en aquel momento pensé que aquello era demasiado bonito para ser verdad. Y lo mismo le ocurrió a Dave, lo cual demostraba lo duros que podemos llegar a ser todos aquellos que tenemos «rarezas» en nuestro currículum vítae a la hora de evaluar las afirmaciones de otros.

A pesar de nuestro escepticismo, Dave y yo decidimos poner a prueba la teoría. Y dado que él, como siempre, afirmaba ser un negado de las capacidades psíquicas, yo me convertí en el emisor de la costa este, en tanto que él era el receptor en Phoenix. Acordamos hacer el experimento un día estival concreto a las dos de la tarde, hora de verano del este, que se correspondía con las once de la mañana en Phoenix, puesto que en Arizona no llevan horario de verano. Dado que Dave podía prever el objetivo por estar familiarizado con los lugares a los que yo solía ir, le pedí a alguien a quien él no conocía que eligiera un objetivo para mí. Ese alguien eligió Crocheron Park, un lugar en el que yo no había estado nunca, sugiriéndome que fuera allí quince minutos antes de la hora convenida y que diera vueltas por el parque hasta las dos en punto. Fuera lo que fuese que estuviera viendo a la hora convenida, ese sería el objetivo.

Hice tal como me indicó. A la hora en punto, yo estaba mirando un cenador del parque y, como realizamos el experimento antes de que existiera Internet, tuve que hacer un dibujo del objetivo y enviárselo por correo a Dave el mismo día. Él, que se suponía que estaría en su despacho recibiendo las imágenes, seguiría el mismo protocolo, de tal manera que nuestros dibujos debían cruzarse por el camino. Dave y yo hacíamos una buena pareja en este aspecto, puesto que yo no soy capaz de trazar una línea recta ni con regla y sus habilidades artísticas están igualmente mermadas.

Así pues, tomé un bloc de hojas amarillas, hice un rápido y tosco esbozo del cenador y lo llevé a la oficina de correos.

Dos días después, Dave me telefoneó absolutamente entusiasmado.

—¿Has recibido mi dibujo? —preguntó.

Yo no había abierto el correo, de modo que me puse a rebuscar entre las cartas acumuladas en mi escritorio, hasta que encontré la suya y la abrí. Cuando vi el dibujo de un cenador en una hoja amarilla de bloc, me quedé muy decepcionado.

—¡Oh, Dave, hemos roto el protocolo! –dije–. Me han devuelto mi propio dibujo.

Pero, entonces, le di la vuelta al sobre y vi que llevaba escrita mi dirección con la letra de Dave.

—¡Espera un momento! –exclamé.

Volví a examinar el dibujo. No era el mío; era el de Dave. Pero se parecía tanto al mío, línea a línea, y además con la coincidencia de haber utilizado el mismo tipo de papel, que pensé que podríamos haber superpuesto un dibujo sobre el otro. Para colmo, me encontré con otra hoja dentro del sobre que decía: «Has ido al objetivo con antelación y has estado dando vueltas por un sendero que tiene este trazado (otro dibujo preciso). El cielo tenía este aspecto (un tercer dibujo preciso)». Como era habitual en él, Dave había escrito abajo: «No creo que haya funcionado. Supongo que no he captado nada».

Sin embargo, este experimento tuvo un epílogo aún más intrigante. Según las anotaciones que había en el dibujo, Dave se había confundido de hora. En lugar de iniciar la recepción en su despacho de Phoenix a las once de la mañana, que eran las dos de la tarde en Nueva York, se había puesto manos a la obra a las dos de la tarde, que eran las cinco de la tarde en Nueva York. Yo sabía lo que había estado haciendo a las cinco en punto de la tarde y, ciertamente, no estaba en el parque, tomando el sol y contemplando el cenador. Aunque me había quedado un rato más en los jardines debido a que hacía un hermoso día, me había ido a la oficina de correos cuando las nubes comenzaron a cubrir el sol. En verano solemos tener tormentas bastante intensas, y yo estaba ya en casa, escuchando música, cuando aquella tormenta descargó. Apagué el reproductor y el resto de los aparatos eléctricos, que es lo que se supone que hay que hacer, y hacia las cinco ni siquiera podía estar junto a la ventana debido al fuerte viento y a la intensa lluvia que azotaba los cristales. Era en ese momento cuando Dave estaba «viendo» el maravilloso cielo azul que yo había estado contemplando tres horas antes.

Según Targ y Puthoff, parece que la visión remota se va desarrollando con la práctica, pero ese no había sido nuestro caso. Habíamos dado de lleno en nuestro primer intento, aunque uno de nuestros experimentos fracasados nos proporcionó más información que si hubiera salido todo como esperábamos.

De nuevo, pedí a un amigo que eligiera un objetivo: un transformador eléctrico de veinte por veinte metros, rodeado por una verja. En un lluvioso sábado, me dirigí hacia allí con el automóvil para estar a la hora convenida. Permanecí allí un rato, bajo el paraguas, observando el transformador, mientras escuchaba el zumbido de la electricidad. Luego, hice como pude un dibujo y se lo envié por correo a Dave.

Para entonces habíamos relajado un poco los protocolos, de manera que nos permitíamos el lujo de charlar por teléfono, siempre y cuando ya hubiéramos enviado los dibujos por correo. Por extraño que parezca, Dave me llamó aquella noche exultante.

—¡Sé que lo he captado! —exclamó—. Es un motel.

—Te equivocas —respondí—. Ni siquiera te has aproximado.

Pero Dave no se daba por vencido, y fuimos levantando la voz hasta que, al final, mi esposa entró en la habitación para averiguar qué estaba ocurriendo.

—Mi objetivo era el transformador eléctrico que hay pasando los restaurantes del muelle —le dije—, pero Dave insiste en que es un motel. Y encima me lo discute.

—Pero sí que hay un motel justo enfrente —dijo ella—, al otro lado de la carretera.

—No lo hay —me puse a discutir también con ella.

Al final, para demostrarles que tenía razón, volví con el automóvil hasta el transformador eléctrico. ¡Y maldita sea si no había un motel al otro lado de la carretera! Lo había tenido a mi espalda todo el tiempo. Orientado a la tarea y con visión de túnel, había hecho exactamente lo que se suponía que tenía que hacer, sin tomar conciencia de nada más.

Cuando llegó el dibujo de Dave, me encontré con un boceto del motel tal cual yo lo había visto después, con los matorrales, el sendero, el techo, ¡todo! Dado que Dave no podría haber estado leyendo mi mente, fue como si hubiera visto realmente el objetivo con sus propios ojos quién sabe de qué manera.

Después de aquello, tuvimos algunos éxitos parciales y algunos fracasos absolutos. O, al menos, eso es lo que nos pareció; porque, de no ser por mi mujer cuando Dave vio el motel, yo seguiría insistiendo hoy en día en que aquel fue también un experimento fallido.

Menciono estos estudios de visión remota con Dave porque sé que, incluso para las personas que aceptan la sanación energética con las manos, la sanación a distancia exige otro salto más de fe. Y lo entiendo, porque a mí me sigue sorprendiendo. Ese era el motivo por el cual me resistía a la idea de la visión remota, a pesar de las evidencias aportadas por Targ y Puthoff. Sin una confirmación personal, el científico que hay en mí no estaba dispuesto a aceptar la posibilidad de una conexión entre la sanación a distancia, con la cual estaba familiarizado, y la visión remota, con la que no lo estaba. Echando la vista atrás, me doy cuenta de que este es probablemente un ejemplo del influjo del hemisferio cerebral izquierdo, que no estaba dispuesto a reconocer, sin sus propias pruebas, lo que el hemisferio derecho ya sabía.

En la visión remota, al igual que en la sanación a distancia, «algo» está ocurriendo entre dos personas más allá del tiempo y del espacio, algo que permite que se intercambie información o energía de un modo misterioso e inteligente, algo que, hasta el momento, sigue desafiando el análisis de la ciencia convencional.

11

MÁS PLURIEMPLEO CON RATONES

*Si lo que quiero es suspender un programa de investigación, no
tengo más que reunir a un grupo de expertos para que charlen
sobre el tema, porque inmediatamente llegan a la conclusión
de que aquello es, desde el principio, una tontería.*

CHARLES KATTERING,
inventor estadounidense

Al persuadirme para hacerme miembro de la Sociedad
para la Exploración Científica (SEC) en 1999, Dave
Krinsley terminó del modo más efectivo con mi tempo-
rada sabática en cuanto a investigación con el cáncer.

Fundada en 1982 por catorce científicos y académicos,
la SEC es una organización multidisciplinar comprometida
con el estudio riguroso de fenómenos inusuales e inexpli-
cados. Para convertirse en miembro de esta sociedad, uno
debe tener un doctorado o equivalente, un empleo en una
universidad, colegio universitario u otra institución de investigación, y un buen registro de publicaciones académicas.

En la actualidad, la SEC tiene ochocientos asociados
en cuarenta y cinco países. El hecho de que fueran científicos consagrados, interesados en disciplinas ajenas a las suyas

propias, y no unos meros aficionados de la New Age, me llevó a presentar una ponencia acerca de mis investigaciones sobre el cáncer en su convención anual de 1999 en Albuquerque, Nuevo México. Y dadas las imprevisibles —y a menudo hostiles— respuestas a mi trabajo, no sabía qué me iba a encontrar cuando me enfrenté a un público compuesto por alrededor de ciento veinticinco personas científicamente formadas. Tras mi presentación, me quedé a la espera, nervioso ante la silenciosa mirada del auditorio. ¿Era una mirada amable o amenazadora?

La primera pregunta la hizo el psiquiatra Richard Blasband, antiguo profesor de la Facultad de Medicina de la Universidad de Yale, por entonces en el ejercicio privado. Como investigador, él había trabajado en los Laboratorios Jackson, que eran los que me habían suministrado los ratones.

—¿Qué clase de ulceraciones eran esas de las que usted habla? —preguntó, sabiendo por experiencia propia que el cáncer de mama no muestra remisiones.

Pero el tono de su pregunta era de intriga, no hostil, al igual que la actitud que mostraron todas las personas que le siguieron, especialmente los biólogos. En lugar de negarse a creer, estaban dispuestos a estudiar mis datos. Más tarde, vendría tras de mí el editor del *Journal of Scientific Exploration*, una revista científica en la que, como es habitual, otros científicos evalúan los méritos de los trabajos antes de publicarlos. Aquello terminó con la publicación de un artículo mío —«The Effect of the "Laying On of Hands" on Transplanted Breast Cancer in Mice» («Efectos de la "imposición de manos" sobre el cáncer de pecho trasplantado en ratones»)— que apareció en un número de esta revista del año 2000.[1]

Aquello pareció tocar alguna fibra, pues comencé a recibir extensos correos electrónicos de bioinvestigadores, químicos, físicos y psiquiatras de todo el mundo. Correos que, aún hoy, siguen llegando.

Sin embargo, la consecuencia más apasionante de aquella ponencia fue, con mucho, la invitación que me hizo Pramod Srivastava, director de los Centros del Cáncer y de Inmunología de la Universidad de Connecticut, para dar una conferencia ante sus investigadores médicos. La sala estaba llena a rebosar, y aún había quedado mucha gente en los pasillos. Aquel era, sin duda, el público más difícil al que me había enfrentado, en tanto en cuanto yo era un intruso para aquellos inmunólogos y oncólogos de mentalidad convencional.

La presentación que hizo de mí el doctor Srivastava fue excepcionalmente generosa.

—Lo que ustedes están a punto de escuchar es extraordinario. Recuerden siempre que un verdadero científico debe atender a los datos, aunque las ideas subyacentes no parezcan encajar.

Al igual que en la convención de la SEC, la sala guardó un desconcertante silencio a lo largo de mi conferencia y, a su conclusión, el público me interrogó durante dos horas, buscando defectos en mi metodología. Todo terminó con una prolongada ovación, y con la efusiva conversión de un investigador francés, que me había hecho pasar un mal rato con sus preguntas pero que vino en mi busca al salir de la sala. Sin embargo, lo más importante de todo fue la invitación que me hizo Srivastava para que prosiguiera mis investigaciones en la Universidad de Connecticut durante un año sabático.

El Centro Médico de la Universidad de Connecticut es una institución de gran envergadura y bien financiada, con amplias instalaciones para la investigación con animales, multitud de laboratorios y el banco de tumores más grande del mundo. Me entusiasmaba especialmente el hecho de poder acceder al Centro de Inmunología. Los hallazgos que había hecho, que indicaban que la sanación energética podría estar vinculada con el sistema inmunológico, me habían llevado a plantearme un objetivo a largo plazo, el de la utilización de la sanación con las manos junto con la investigación convencional para desarrollar una vacuna contra el cáncer.

El principal problema a la hora de aceptar la invitación de Srivastava estribaba en conseguir ese año sabático en el St. Joseph's College, por cuanto los profesores que lo solicitan deben hacerlo con la suficiente antelación. Afortunadamente, la administración de nuestra institución siempre me había ayudado en lo relacionado con mi extraño pluriempleo, y esta vez no fue una excepción. Gracias al permiso oficial, y a los generosos esfuerzos de mis colegas, se me abrió una puerta para que pudiera trabajar en la Universidad de Connecticut a partir del otoño de 2002.

Ilusionado, comencé con el diseño de diecinueve estudios de investigación, en los que trataría de dilucidar varias preguntas que me había formulado a mí mismo durante mucho tiempo: ¿Cuál es la dosis más baja (el menor tiempo de tratamiento) necesaria para producir una remisión?, ¿Se perpetúa por sí misma la sanación una vez se pone en marcha?, ¿Por qué las radiaciones bloquean el tratamiento energético?, ¿Puede una transfusión de sangre de un ratón curado inmunizar a otro ratón contra el cáncer?, y la más importante, ¿se puede crear una vacuna a partir de esa sangre para inmunizar a otros ratones?

La primera pista de que quizás mi estancia en la Universidad de Connecticut no fuera tan maravillosa como me había imaginado me llegó durante una reunión, en el mes de agosto, con el doctor Stanley Murphy, que tenía que supervisar mis experimentos allí. Cuando le pedí una fecha de comienzo para las investigaciones, me respondió en un tono bastante displicente:

—Oh, bueno, venga después del Día del Trabajo.

—¿Qué experimento conviene que hagamos en primer lugar? –pregunté.

—Eso lo decidiremos cuando llegue aquí... Por cierto, ¿tiene ya una copia de mi propuesta al CUCIA? —El CUCIA era el Comité de Usos y Cuidados Institucionales de Animales de la universidad, creado para garantizar un trato ético a los animales en las investigaciones—. Nos la han tumbado, pero no se preocupe. Es solo una cuestión técnica. Apelaré. Venga de todas formas.

La inquietud que esto me causó se vio compensada con una anécdota de mi visita. Cuando le mencioné a Murphy que los ratones con cáncer gravitaban automáticamente hacia mi mano izquierda, él le pidió a un estudiante de posgrado que trajera un lote de ratones infectados con cáncer. Mientras los animales apoyaban sus tumores contra la palma de mi mano izquierda, otros estudiantes de posgrado comenzaron a apiñarse a nuestro alrededor, asomándose sobre los hombros de los más cercanos como si estuvieran viendo el espectáculo de un mago callejero. Uno de ellos incluso le dio la vuelta a la jaula para ver si descubría el «truco».

—Los ratones sanos no quieren saber nada de mí —les dije, llamando aún más su atención.

Cuando me marchaba, Murphy me hizo otra advertencia velada:

—He estado investigando sobre la opinión de mis compañeros ante sus experimentos, y se los ve un tanto cerrados. No quieren hablar de ello, especialmente los médicos. —Y, mientras yo sopesaba aquella información negativa frente a la ovación recibida en la conferencia, añadió—: Yo voy a estar bastante ocupado durante su estancia aquí, pero intentaré mantenerme en contacto.

¿Cómo responder a aquel inesperado anuncio? Yo seguía albergando demasiadas esperanzas y siendo demasiado ingenuo como para ponerme a atar cabos.

Cuando me invitó, Srivastava me había ofrecido su propio automóvil y su chófer para el viaje diario de dos horas desde Port Jefferson hasta la Universidad de Connecticut. Pero, en lugar de eso, opté por alojarme de lunes a viernes en un pequeño hotel, corriendo la universidad con los gastos. Por entonces, ya había pasado por un complicado divorcio, tras el cual nuestros hijos optaron por quedarse conmigo. Unos años después conocí a Joann, una mujer maravillosa que terminaría por convertirse en mi esposa; y ella y sus hijos se vinieron a vivir con nosotros justo cuando mis hijos estaban a punto de irse a la universidad. Aunque Joann y yo nos habíamos casado recientemente, ella me animó a que hiciera las maletas y me fuera a la Universidad de Connecticut de lunes a viernes para que pudiera concentrarme mejor en mis experimentos.

A la semana siguiente del Día del Trabajo, me registré en las Homewood Suites de Hartford, Connecticut, y luego me dirigí al Centro Médico de la universidad, donde había quedado con Murphy a las dos en punto. Murphy no estaba en su despacho, y su asistente no sabía dónde encontrarle, de modo que estuve deambulando por las salas de aquel enorme y feo edificio como una figura kafkiana, preguntándole a la gente si había visto a Murphy.

Finalmente, su asistente me transmitió este mensaje:

—El doctor Murphy dice que vaya a ver a Sam.

—¿Quién es Sam?

—Un alumno de posgrado. Él lo tiene todo preparado.

Me puse a deambular de nuevo, esta vez buscando a Sam. Tardé tres horas en encontrarle. Y cuando intenté discutir con él los parámetros de mi primer experimento, él simplemente masculló:

—Iré a traerle los ratones.

Al cabo de unos minutos, regresó empujando un carrito con tres jaulas de ratones blancos.

—Puede quedarse con estos.

«¿Cómo que me los puedo quedar?», pensé yo.

—¿Cuál es su historial? —pregunté.

—Se les ha inyectado metilcolantreno para inducirles sarcomas.

Eso es un cáncer del tejido conectivo, que es menos agresivo que el cáncer de mama, lo cual significaba que los ratones podrían vivir el doble de tiempo, entre cuarenta y cinco y cincuenta días.

—¿Dónde puedo hacer el tratamiento?

—No lo sé —respondió Sam, si bien su actitud parecía decir: «Usted ya tiene sus ratones, de modo que ¿qué más quiere de mí?».

Empecé a dar vueltas por el edificio, como un sintecho empujando un carrito de supermercado, buscando algún lugar donde trabajar. En mi camino me encontré con el investigador francés converso que había pasado de la hostilidad al fervor durante mi conferencia en la universidad.

—Tengo que decirle que su charla fue lo más asombroso que he escuchado en mi vida —me dijo nuevamente entusiasmado—. Si sus investigaciones salen bien, van a suponer un importantísimo hallazgo en biología.

Aquel soplo de aire fresco me llevó a preguntarle:

—¿Le gustaría hacer algún experimento conmigo? —De pronto me miró alarmado, de modo que eché el freno—: ¿Quiere que hablemos de ello durante la comida?

Pero él dio, literalmente, un paso atrás.

Así es como transcurrió mi primer día en la Universidad de Connecticut, y así es como seguirían siendo las cosas durante un mes. Yo me metía en un laboratorio con los estudiantes de posgrado, que estaban trabajando en sus proyectos, para rogarles que me dejaran utilizar un banco. Al día siguiente, siempre había alguien que me pedía que me buscara otro sitio. Tal como había quedado patente con la actitud del investigador francés, la institución me estaba excluyendo. Y cada vez que le decía a la asistente de Murphy que quería verle, ella me contestaba que «quizás» pudiese darme cita para dentro de un mes o dos.

El ambiente profesional en St. Joseph's College siempre había sido muy agradable, motivo por el cual se me había permitido aquel año sabático en la Universidad de Connecticut. Y, aunque la respuesta a mis investigaciones en otros laboratorios había sido en ocasiones decepcionante, la manifiesta hostilidad que ahora sentía era novedosa para mí. Tal vez la fanfarria con la que me habían presentado había terminado siendo perjudicial. En el pasado, yo siempre me había deslizado por la puerta de atrás para trabajar en silencio en un departamento, entre otros muchos que iban tras objetivos divergentes. Sin embargo, aquí, si mis investigaciones tenían éxito, se podría interpretar como un desafío a los presupuestos en los cuales estaban trabajando la mayoría de los investigadores.

Mientras tanto, proseguí con el tratamiento de mis veinte ratones, repartidos en cuatro jaulas. Intentando descubrir cuál era la dosis mínima para la curación, reduje las sesiones desde sesenta a cuarenta y cinco minutos, al igual que la frecuencia. Un lote de ratones recibía tratamiento cinco días a la semana; otro, tres días a la semana, y otro, solo una vez a la semana.

También estaba intentando replicar uno de los experimentos de Bernard Grad, en el cual su sanador utilizó con éxito la imposición de manos para cargar sustancias secundarias, como algodón, virutas de madera y agua, a fin de acelerar la sanación de ratones heridos quirúrgicamente. Yo opté por el agua, que trataba en un recipiente durante cuarenta y cinco minutos, antes de que Sam les proporcionara esa agua a cinco ratones inoculados con cáncer cuyo paradero era desconocido para mí.

Al cabo de unas semanas siguiendo este patrón, Dave Krinsley vino a hacerme una visita, entusiasmado por ver de primera mano la gran oportunidad que yo creía estar teniendo. Dave me informó de su visita con bastante antelación, por lo que concerté una cita con Murphy. Durante un par de horas estuvimos sentados ante la puerta de su despacho, como niños esperando para ver al director, observando unos letreros donde decía: «Antes de llamar, dé la vuelta y váyase» y «Si sabe lo que le conviene, váyase sin hacer ruido». La primera vez que estuve allí, en agosto, había pensado que aquellos letreros iban en broma; pero entonces me percaté de que iban en serio. Murphy no se presentó.

El día trigésimo cuarto de los experimentos con los ratones le pedí a la asistente de Murphy que le dijera que me marchaba, dado que todos y cada uno de los días que había pasado en la Universidad de Connecticut habían supuesto una cadena de humillaciones. De pronto, me asignaron a otro alumno de posgrado llamado Conrad y me concertaron también de inmediato una cita con Murphy.

Para entonces, los cinco ratones del grupo de control se estaban muriendo, tal como era de esperar, en tanto que la mayoría de los del grupo experimental estaban en remisión, incluso aquellos que solo bebían el agua tratada. Y hasta Sam había pasado de una actitud de dolorosa resignación a otra de cauto interés. De hecho, él y Conrad me llegarían a hacer el más sincero cumplido que recibiría en todo el tiempo que estuve en la Universidad de Connecticut. Un día me los encontré en el vestíbulo, mientras portaban un carrito con los ratones inoculados con cáncer de otro investigador. Y, en cuanto me vieron, se metieron a la carrera en un laboratorio y cerraron la puerta. Al parecer, tenían miedo de que yo pudiera arruinar el experimento, curando a los ratones con una simple mirada o gesto.

Sam, Conrad y yo estábamos ya sentados en el despacho de Murphy cuando este entró.

—¿Qué pasa aquí? —preguntó afablemente.

—Nada que tenga que ver con coherencia ni condiciones experimentales —respondí—, que es el motivo por el cual me marcho.

Murphy no solo es brillante; también es cautivador.

—No lo comprendo —dijo con un contagioso interés—. Cuénteme.

—Ese es el problema, que usted no lo comprende.

—Entonces, revisemos los datos.

Parecía sentir una verdadera curiosidad por el hecho de que algunos de los ratones tratados estuvieran ulcerando, el primer estadio de la remisión.

—Esto no había ocurrido nunca con ratones inoculados con sarcoma en la Universidad de Connecticut —comentó—. Todo esto es muy interesante.

—Sí, pero de todas formas me marcho el viernes —respondí—. Estoy dispuesto a volver si me pueden ofrecer un laboratorio de verdad. De otro modo, esto es lo que hay. —Y añadí lo que consideré que era una petición modesta—: Les agradecería que llevaran a término este experimento, para ver si los ratones culminan la remisión. También les agradeceré que me envíen algunas fotografías, junto con muestras de sangre para el trabajo inmunológico.

Al cabo de dos semanas recibí la llamada de uno de los ayudantes de Murphy prometiéndome un sitio adecuado para trabajar. Era una victoria parcial, dado que mis ratones habían sido sacrificados sin hacerles fotografías ni recoger muestras de hemoglobina. Aunque los resultados eran incompletos, seguía teniendo confianza en llegar a la conclusión de que la imposición de manos era capaz de curar el sarcoma, así como el cáncer de mama, y que el agua cargada había sido efectiva. Aunque la reducción del tratamiento parecía carecer de importancia, todavía no sabía cuál era el umbral más bajo para que se diera la curación. Si metía la mano en las aguas del estrecho de Long Island, todas las langostas enfermas no se iban a curar. Si me lavaba las manos bajo el grifo en un hotel de Manhattan, no se iba a purificar todo el sistema de alcantarillado de la ciudad. Tenía que haber, necesariamente, un efecto de dilución.

En mi segundo experimento en la Universidad de Connecticut reduje el tratamiento a treinta minutos y establecí un complicado programa mediante el cual trataba a más ratones al mismo tiempo, para ver si el incremento en el número podría aumentar los efectos, disminuirlos o si carecía de importancia.

En el día cuadragésimo tercero tras la inoculación, Sam y Conrad vinieron a buscarme.

—Tengo malas noticias —dijo Sam—. Los experimentos han sido cancelados.

Siguiendo las instrucciones recibidas, Sam se quedó con mis llaves y me acompañó hasta la salida, y así fue como terminó mi trabajo en la Universidad de Connecticut. Ninguna de mis llamadas y correos electrónicos a Murphy pidiendo una explicación tuvieron respuesta. Nunca he llegado a saber por qué se me trató de forma tan vil o, en todo caso, por qué se me readmitió, después de haberles dado todas las oportunidades para librarse de mí. La única pista que recibí me llegó a través de Sam en el largo paseo hasta la salida. Al parecer, Murphy había sido cuestionado por pasarse por alto la autoridad del CUCIA, el poderoso servicio de protección animal de la universidad, que nunca había aprobado mis experimentos.

Sam y Conrad accedieron a congelar sangre de los ratones que ya para entonces estaban en remisión, pero en ningún momento llegué a tener acceso a las muestras, por muchos ruegos que hice a través de cartas o correos electrónicos a todas las personas que se me ocurrieron.

Pero este relato tiene una inesperada nota a pie de página. Cuatro meses después de haber sido expulsado de la Universidad de Connecticut, Pramod Srivastava me dio una sorpresa al invitarme a cenar en su casa para que conociera a otro científico que estaba promocionando su nuevo libro. Eso me dio la oportunidad de concertar una cita para hablar con él de la desagradable acogida que había tenido en la universidad. Aunque Srivastava no se disculpó en ningún momento, sí me confirmó que en el CUCIA se habían enfurecido con la aprobación dada a mis experimentos. Aunque me complació saber que yo no había hecho nada malo, me quedé con la duda de si el verdadero problema no habría sido permitir que me «catalogaran».

Y no es esta una idea paranoica por mi parte. Después de que J. B. Rhine acumulara evidencias de la existencia de la PES, se le excluyó de la comunidad académica de la Universidad Duke.[2] Bernard Grad sufrió un ostracismo tan severo por parte de la Universidad McGill por sus experimentos sobre sanación energética que, tras su jubilación, ni siquiera soportaba pasar con su automóvil por las cercanías de la universidad. Y, en su bestseller de 1986, *El amor, medicina milagrosa*,[3] el cirujano Bernie Siegel cuenta lo ocurrido con un cardiólogo de San Francisco durante su presentación, en una sala de medicina en Yale, de un experimento positivo de doble ciego sobre los efectos de la oración, cuando uno de sus colegas le pasó un papel en el que había garrapateado «¡TONTERÍAS!».

Entre la vieja guardia de la Sociedad para la Exploración Científica circula una norma para todo aquel que quiera hacer investigaciones anómalas, es decir, experimentos atípicos, que se salen de la norma. La regla es: «¡Antes ten el puesto asegurado!». Hace poco le di este consejo a un biólogo con un doctorado reciente que deseaba adentrarse en la investigación energética. Cuando nos volvimos a ver, me dio las gracias. Para entonces había tenido ya la oportunidad de descubrir la sabiduría que se oculta tras esta advertencia.

La ciencia puede estar tan fundamentada en la fe como cualquier otro sistema de creencias, con sus sacerdotes y sus herejes. En el mundo científico actual, los descubrimientos suelen hacerse dando un pasito detrás de otro, basándose en premisas firmemente establecidas. Este enfoque nos ha traído el mundo de las maravillas que todos disfrutamos actualmente. Son raras las revoluciones que trastoquen esas premisas, y la mayoría de ellas se dirimen en un nivel enrarecido hasta que se alcanza cierto consenso. Entonces es cuando se puede presentar la nueva teoría científica ante los legos como una verdad revelada: el bing bang, la relatividad, la física cuántica...

La sanación energética no discute los valores de la medicina occidental, con su sofisticado uso de la tecnología. Pero eso no quiere decir que la medicina occidental lo tenga todo dicho. Investigadores bien entrenados pueden tachar de ingenuos o fraudulentos a aquellos sanadores cuya reputación se basa exclusivamente en anécdotas; y todos aquellos que nos metemos en sus laboratorios podemos ser vistos como un insulto o una amenaza. Al intentar encontrar una vacuna contra el cáncer partiendo de la sanación energética, no pretendo desbancar a la medicina occidental. Estoy intentando, simplemente, hallar una vía para hacer que lo que he experimentado encaje con lo que hacen los investigadores más convencionales, abriendo nuevos campos de descubrimiento.

Al final, lo vivido en la Universidad de Connecticut me recordó lo que comentó Ben tras sanarle la pierna a mi compañero Walter, el nigeriano: «Walter se ve a sí mismo ahora como un intelectual. Es un converso de lo racional. Y yo soy su pasado tribal, que no deja de acosarle. Si comprendes su problema, comprenderás por qué las comunidades científica y médica nunca aceptarán la sanación con las manos».

Yo aún tengo la esperanza de que Ben estuviera equivocado con la palabra «nunca».

12

DEL LIBRO DE CASOS

El cuerpo humano es la mejor farmacia que se haya inventado.
Produce… todo lo que elaboran las empresas farmacéuticas, pero lo
hace muchísimo mejor. La dosis es siempre la justa, y la introduce
en el momento adecuado; los efectos secundarios son mínimos o
inexistentes, y las indicaciones para el uso del fármaco van incluidas
en el mismo fármaco como parte de su inteligencia incorporada.

DEEPAK CHOPRA,
endocrinólogo y escritor

Un resultado predecible de mis breves apariciones públicas fue el del súbito incremento del número de personas que solicitaban tratamiento.

Probablemente, el caso más extraño que tuve fue el de Jerry, de Connecticut. Como técnico de rayos X de contrato externo, podía consultar con infinidad de médicos, entre los que había varios psiquiatras que, uno tras otro, le habían dicho que padecía un grave desequilibrio y le habían recetado medicamentos. También le venían haciendo análisis de sangre casi cada semana, y le habían hecho tantas placas de rayos X que me sorprendía que no brillara en la oscuridad. Yo no le pedí ni un solo informe clínico, pero sabía que había estado yendo de médico en médico hasta que llegó a mí. Por su comportamiento era evidente que, psicológicamente, pendía de un hilo.

En cuanto le puse las manos sobre los hombros, me llegó una sensación extrañísima.

—No sé cómo decirte esto, pero siento algo en tu cabeza. La mejor descripción que puedo dar es la de un huevo vibrante. El extremo apuntado se inclina alrededor de treinta grados hacia tus ojos.

Jerry se puso a llorar.

—¡Es eso! —exclamó—. Nadie me ha creído nunca. ¡Llame a mi médico! Tiene que llamar a mi médico.

Pude imaginarme cómo hubiera sido la conversación con su médico.

—No creo que eso sirva de nada, Jerry —le dije.

—¡Entonces, le pediré que le llame él a usted!

Y lo hizo.

—Le llamo por mi paciente Jerry... —escuché la voz del médico.

De inmediato, me puse a la defensiva.

—Yo no le recomendé que me llamara. Sólo puedo dar cuenta de mis observaciones. —A pesar de mis descargos, las explicaciones que daba me sonaban surrealistas incluso a mí mismo—. A veces tengo sensaciones cuando trabajo con la gente. Sea por casualidad o no, esas sensaciones confirman lo que Jerry siente.

Como es lógico, el médico supuso que yo estaba tan desequilibrado como su paciente, o que quizás me había conchabado con él.

Claro está que, sin evidencias de ningún tipo, yo no creía que Jerry tuviera un huevo físico en la cabeza. Es posible que, para él, la imagen fuera tan vívida que terminara por transmitírmela. Quizás su cerebro estaba intentando darle sentido a algún tipo de experiencia neuronal que el resto del mundo simplemente filtra e ignora. En cualquier caso, el huevo era lo suficientemente real para Jerry como para afectar profundamente su existencia. Estaba desesperado, de modo que estuve tratándolo una vez por semana durante varios meses, hasta que se curó. Para entonces, había llegado a aferrarse a mí como una lapa, cosa que ocurre de vez en cuando, por lo que tuve que despegármelo. Temía que pudiese volver con cualquier otra cosa —con unos huevos revueltos o con toda una tortilla en la cabeza—, pero no fue así.

El problema de Jerry me trajo a la memoria un caso de posesión espiritual, real o imaginaria, que Ben y yo habíamos curado hacia bastantes años. Tom y Ellen, una pareja de Nueva Jersey, estaban absolutamente convencidos de que su hijo Donny, un adolescente problemático, estaba poseído por un espíritu demoniaco. Decían que habían sentido la presencia de tal espíritu, que lo habían visto, y que también lo había visto Donny. No estoy seguro de quién tuvo la idea primero pero, para cuando nos llamaron a Ben y a mí, la situación estaba ya muy complicada.

La descripción que hizo Ben del supuesto espíritu como de un chico de aspecto iracundo fue como un anticipo de la experiencia que tuve con Jerry y el huevo. El caso es que los tres se pusieron a gritar: «¡Es él! ¡Es él!».

Pero Ben y yo no nos basábamos en la fe, de modo que intentó persuadir al espíritu iracundo para que se buscara

179

otro espíritu que le encajara mejor y que dejara al joven en paz. Aquello pareció funcionar. La madre y el padre estaban felices. El chico estaba feliz. No parecía haber ningún inconveniente; a menos, claro está, que el espíritu fuera realmente demoniaco, y que él y su nuevo colega se confabularan para martirizar a alguna otra persona.

Pongo estos dos casos en el mismo saco debido a sus elementos no físicos. En nuestra cultura, estamos programados para buscar ayuda espiritual en pastores y sacerdotes, ayuda psicológica en terapeutas y psicólogos, y ayuda física en médicos, reforzando la ilusión de que se trata de categorías distintas. Pero la mayoría de los médicos no tardan en descubrir que estos campos se superponen entre sí, obligándolos a elegir entre la estricta adherencia a las normas de su disciplina o cierta flexibilidad a la hora de satisfacer las necesidades reales de sus pacientes.

Tras un seminario en el cual confesé entre risas que nunca había sido capaz de eliminar una verruga, un dermatólogo me contó cómo había curado a un paciente que estaba cubierto de ellas. En primer lugar, le dijo al paciente: «Toma una manzana. Ponla así. Córtala así. Haz esto cuatro veces al día». Para asegurarse de que el paciente realizaba con exactitud el elaborado ritual, lo practicaron juntos en la consulta.

Tal como esperaban tanto el médico como el paciente, las verrugas comenzaron a desaparecer al poco tiempo. El médico había respondido a las necesidades reales del paciente, basándose en su propia experiencia vital y en lo que él consideraba que debía de ser el sistema de creencias de su paciente. También asumió un riesgo personal. Si hubiera intentado esa estratagema con otro paciente, quizás habría tenido que enfrentarse a un juicio por negligencia profesional.

Aunque yo creo que la flexibilidad es una virtud, también conozco mis limitaciones; no necesariamente las limitaciones de la energía, sino mis propias limitaciones como persona y como sanador. A veces, cuando toco a las personas, estas recuerdan de pronto acontecimientos o emociones que habían reprimido. Y, aunque yo no tengo ningún problema en que expresen todo eso, las interpretaciones se las dejo a otros.

La reacción más dramática que he visto ante un tratamiento con las manos fue la de una mujer de cincuenta y tantos años, Greta, a la que solo se me ocurre describir como una fábrica de tumores. En cuanto le extirpaban un tumor, le aparecía otro en su lugar, todos benignos. Dado que Greta y yo jugábamos juntos al tenis, puedo decir que había veces que lo pasaba verdaderamente mal con el dolor. Por entonces, había pasado ya cinco o seis veces por el quirófano, lo cual no había resuelto el problema y la había dejado con un montón de cicatrices.

Greta era una mujer muy particular, con una mente tan aguda como un diamante y unos ojos que te miraban como desde una nube tormentosa que se cerniera constantemente sobre su cabeza. Tenía un pasado sumamente oscuro y traumático, algo relacionado con la política de otro país y de lo cual yo no era consciente cuando me ofrecí a ayudarla. En cuanto la toqué, durante una sesión en su casa, se puso a gritar:

—¡Aparta tus inmundas manos de mí!

Por decirlo de una manera suave, me sobresalté. Obviamente, vivíamos en mundos diferentes.

Tras superar ambos el shock, Greta hizo suficiente acopio de confianza en mí como para permitirme que la tratara en seis ocasiones. Conseguí que desapareciera su último afloramiento de tumores y, hasta donde puedo saber, no le volvieron a emerger. ¿Eran los tumores de Greta el resultado de su traumático pasado, o estaban causados por su exposición a alguna sustancia tóxica? ¿Fue mi tratamiento físico o emocional? Lo que yo creo es que quizás fueran ambas cosas a la vez.

En alguna ocasión me han preguntado si cuando curo a alguien de una afección no estaré reemplazando una dolencia por otra. La verdad es que no lo sé. Pero, si fuera así, supongo que la gente sería lo suficientemente astuta como para no volver conmigo cuando apareciera una nueva enfermedad. Algunos problemas, como la adicción al alcohol o las drogas, tienen obvios elementos psicológicos, además de físicos. En estos casos, me concentro en ayudar a la persona a superar sus angustias, al tiempo que le insisto en que trabaje y se esfuerce con los ciclos. Si te tratara a ti un simple bulto, quizás podría eliminarlo sin que tú hicieras nada; pero curarte de una adicción te exigiría un cambio total a nivel personal, y eso ha de reforzarse constantemente.

No dejo de sentirme profundamente frustrado con aquellas personas que abandonan el tratamiento cuando están consiguiendo resultados positivos. Un compañero de trabajo me pidió que ayudara a un familiar suyo que tenía la enfermedad de Lou Gehrig, o esclerosis lateral amiotrófica, un trastorno degenerativo que ataca a los músculos y al sistema nervioso. Después de tratar a Bert unas cuantas veces en un par de días, era ya capaz de utilizar el tenedor y el cuchillo para comer. Tanto él como mi amigo estaban muy sorprendidos. Pero Bert no volvió al siguiente tratamiento. Tiempo después, me llegó un correo electrónico diciendo que quizás viniera en algún momento, pero eso no llegó a ocurrir.

Un caso similar fue el de un médico que había dejado la práctica profesional años atrás, tras contraer una miastenia gravis, una enfermedad neuromuscular autoinmune caracterizada por debilidad y fatiga muscular. Cuando le conocí, tenía insertado un tubo en la tráquea para poder respirar y no podía caminar ni alimentarse por sí solo. Mientras estuvo en tal estado de dependencia, Ralph se mostró muy sumiso al tratamiento. Pero, más tarde, tras doce sesiones de sanación, cuando recuperó las fuerzas, comenzó a independizarse hasta que, de pronto, estuvo demasiado ocupado como para mantener un mínimo de asiduidad en las sesiones.

El género puede haber sido un factor a tener en cuenta en estos dos casos de abandono del tratamiento. Yo trato a bastantes más mujeres que hombres. Es como si nosotros, los hombres, prefiriéramos los adelantos tecnológicos de un sistema curativo que, al fin y al cabo, hemos inventado los hombres.

Por otra parte, quiero hacer constar que, además de tratar a personas y a ratones, también he tratado con éxito a un conejo. De hecho, su dueña tenía que conducir durante cinco horas, desde Filadelfia, para traérmelo. Y, aunque aquel conejo nunca me devolverá las llamadas, no deja de sorprenderme el hecho de que tantas personas a las que he tratado con éxito dejen de responder a mis llamadas de seguimiento, quizás porque al final se convencieran a sí mismas de que lo que las curó fue el zumo de zanahoria, por poner un ejemplo.

Una amiga a quien curé de un cáncer de pecho no quiso que tratara a su marido, que había sido hospitalizado por unos fuertes dolores pectorales mientras hacía *jogging*, espetándome: «¡Es que, entonces, los dos te deberíamos la vida!».

Lejos de esperar gratitud eterna, almaceno mis experiencias curativas en un archivo neuronal diferente del de mis recuerdos ordinarios, a fin de que me resulte más fácil olvidar un caso, a menos que algo me lo haga recordar.

Pero mi frustración alcanza sus máximas cotas cuando una demora innecesaria convierte un problema de fácil solución en un problema de pronóstico incierto. Y esto suele ocurrir en casos de traumatismos, dado que la situación es ciertamente dinámica. Aunque con enfermedades como el Alzheimer puede no ser demasiado importante comenzar el tratamiento un poco antes o un poco después, hay otros problemas en los que puede darse una gran diferencia entre comenzar un miércoles o el lunes previo. El tiempo es esencial cuando las cosas están en pleno flujo.

Me acuerdo de una ocasión en que Ben y yo tratamos a una mujer que se había quedado ciega recientemente debido a un accidente. Mónica podía diferenciar entre el día y la noche, pero no era capaz de distinguir movimientos ni formas. Los médicos le habían dicho que no había demasiadas esperanzas de que recuperara la vista. Al cabo de media hora de tratamiento con Ben y conmigo, Mónica señaló a su padre y exclamó: «¡Una persona!». Le impactó tanto que se puso a sollozar.

Ben y yo tratamos a Mónica dos veces aquel mismo día, y un par de veces más al día siguiente. Al cabo de aquellos dos días, podía distinguir formas y colores, hasta el punto de que era capaz de caminar por la sala sin tropezarse con nada. Con el tiempo, terminó recuperando la visión.

Creo que la rapidez con la que obtuvimos resultados en este caso fue debida a que las lesiones de Mónica eran recientes. Pudimos tratarla en el plazo de la primera semana después de su accidente, antes de que su cerebro y su cuerpo se hubieran acostumbrado al hecho de estar ciega. Energéticamente, su memoria y su actitud eran las de una persona totalmente operativa que tuviera un problema temporal que precisara de ayuda.

Diferente fue el caso de Gordon, a quien una lesión practicando esquí le había dejado con una parálisis supuestamente permanente. Un amigo común, que a veces hacía también sanación energética, pensó que se le podría ayudar, pero solo si se le trataba de inmediato, puesto que la ventana de la oportunidad se estaba cerrando, cosa que yo confirmaba intuitivamente.

Dado que la distancia era un factor a tener en cuenta aquí, Gordon fue demorando su visita conmigo mientras exploraba otras opciones médicas más a mano. Pero toda la ayuda que le dieron, sin duda bienintencionada, no hizo más que llevar a Gordon —antes deportista— a verse como un discapacitado: «Así es como tienes que poner los brazos para levantar tu cuerpo en la silla de ruedas, y así es como tienes que redisponer los muebles en tu casa». Para cuando vino a verme había pasado ya más de un año, tiempo durante el cual había asumido mentalmente su situación. Para entonces era, mentalmente, un discapacitado, en lugar de una persona sana que estuviera intentando resolver un problema; y yo sabía que una parte crucial del tratamiento consistiría en sacar de su cabeza la asunción de la discapacidad. Esto suponía que Gordon tenía que imaginarse de pie, caminando por ahí, incluso esquiando, haciendo del ciclado una parte fundamental del tratamiento. Por desgracia, le resultaba ya muy difícil afrontar un reto como ese.

El caso de Kyle fue otro de esos en que la demora se convirtió en un formidable enemigo. Le habían diagnosticado un cáncer de huesos sumamente agresivo, con sucesivas metástasis, un tipo de cáncer que yo había tratado con éxito en múltiples ocasiones. Sin embargo, antes de que pudiéramos iniciar el tratamiento, Kyle se registró en una clínica experimental de California. Después de aquello, se fue a México en busca de ciertos fármacos, y luego a Santa Fe para que le hicieran unos cócteles químicos de esto y aquello. Para cuando vino a verme, su cáncer había hecho tantas metástasis que los médicos ni siquiera podían contar los tumores. También se sometió a quimioterapia. Lo traté un par de veces, pero ya no pude hacer nada por él.

Mi creencia de que no puedo curar a nadie que haya pasado por radioterapia o quimioterapia quizás sea una creencia limitadora por mi parte. Tal vez, como sanador, yo también he discapacitado mi propia mente merced al pensamiento negativo. Sea como fuere, esta ilusión, o esta realidad, se halla en la raíz de algunas de mis mayores decepciones.

A diferencia de Mónica, que había perdido la vista en un accidente, Jenny, con ocho años de edad, se estaba quedando ciega debido a un tumor en el nervio óptico. La habían sometido a quimioterapia y, a pesar de que la traté una vez a la semana durante bastantes meses, no pude movilizar la energía. Pero su padre y su madre estaban dispuestos a hacer lo que

fuera, de modo que se fueron a Europa para probar un tratamiento experimental, y luego a México. Lo último que supe
de ella fue que su vista se estaba deteriorando cada vez más.

El caso de Lucien fue de lo más incomprensible, al menos en un principio. Un intérprete me telefoneó desde Francia en su nombre. Después, tanto el intérprete como él vinieron hasta Nueva York, donde le estuve tratando durante
varios días para lo que debería haber sido un caso rutinario
de cáncer de hígado. Aunque yo sentía que algo no iba bien y
Lucien no parecía estar beneficiándose del tratamiento, me
invitó a que fuera a París para que le hiciera más sesiones. Y
fue entonces cuando descubrí que me había engañado, un
engaño, por otra parte, peligroso. Lucien no solo había estado recibiendo quimioterapia, sino que, además, ¡tenía una
bomba de quimio implantada en el pecho! Mi sorpresa no
era para menos, pues mis tratamientos podrían haber estado
socavando incluso los efectos de la quimio, dándole a Lucien
lo peor de ambos mundos.

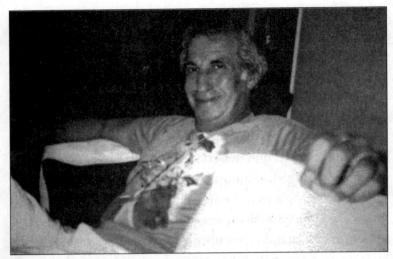

Bennett Mayrick a mediados de la década de 1970.

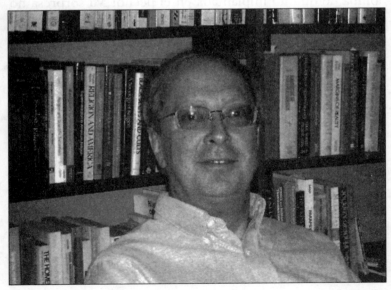

Bill Bengston

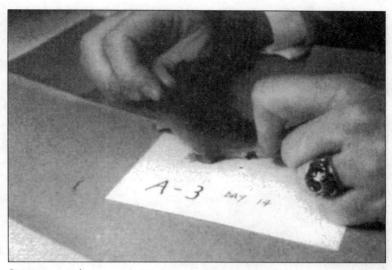

Ratón con adenocarcinoma mamario, catorce
días después de la inoculación.

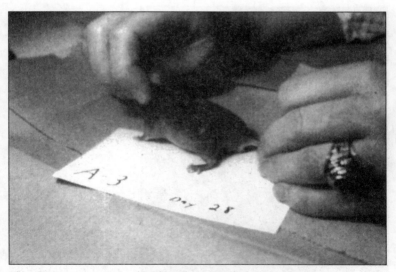

El mismo ratón veintiocho días después de la inoculación,
mostrando el principio del tumor ulcerado.

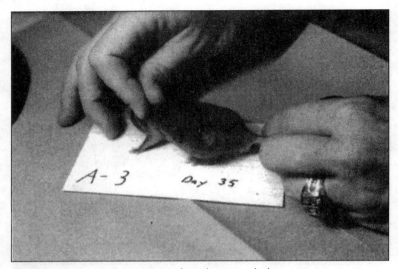

El mismo ratón treinta y cinco días después de la inoculación, mostrando la ulceración.

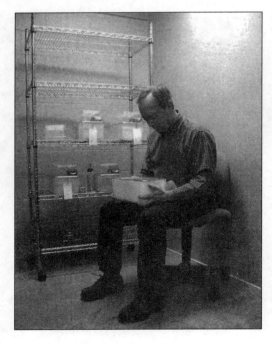

Bill aplicando la curación con las manos a los ratones de laboratorio.

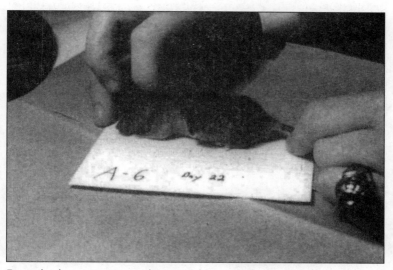

Ejemplo de curación rápida, veintidós
días después de la inoculación.

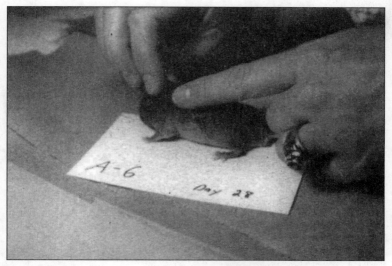

El mismo ratón seis días más tarde, completamente curado.

13

EUREKA

*Los relatos más erróneos son aquellos que creemos conocer bien
y que, por tanto, jamás escrutamos ni cuestionamos.*

STEPHEN JAY GOULD,
biólogo estadounidense

A la postre, el hecho de que me despidieran de la Universidad de Connecticut tuvo unas consecuencias positivas para mis investigaciones, algo que jamás me hubiera esperado. Yo aún seguía en mi año sabático, por lo que disponía de todo el tiempo del mundo para empollar mis ideas. Aunque mis siete experimentos en cuatro instituciones me habían proporcionado multitud de pistas intrigantes, continuaba sin tener una visión de conjunto del problema. Me seguía desconcertando por qué el 100% de los ratones de control externos habían muerto, tal como se esperaba, en tanto que muchos de los ratones de control del campus habían mostrado remisiones.

Irónicamente, la respuesta a esta pregunta, cuando finalmente di con ella, exigía de mí que pensara como sociólogo que era. Yo había elegido sociología y no psicología porque me fascinaban las fuerzas sociales subyacentes que dirigen el comportamiento humano. Para ver estas fuerzas en acción, uno no tiene más que observar cómo se comportan las personas durante unos disturbios, o el efecto de la presión sobre los patrones de consumo. Mientras me estuve devanando los sesos con mis experimentos de cáncer en términos de ratones individuales, la respuesta al motivo de la remisión de tantos ratones de control siguió eludiéndome. Pero cuando lo analicé en términos de fuerzas sociales, la respuesta se me hizo obvia.

Mi «eureka» llegó justo en las Navidades de 2002, cuando salté literalmente de la cama y me puse a dar vueltas como un maniaco por toda la casa, hablándole compulsivamente a quienquiera que se me pusiera por delante. Y aunque ni Joann ni mis hijos conseguían encontrarle sentido a mis palabras, el mero hecho de escucharme a mí mismo me permitía encontrarles sentido.

En el diseño experimental preferido por los científicos durante los últimos doscientos años se da por supuesto que, cuando divides a los sujetos de investigación en dos grupos comparables, esos grupos son distintos e independientes. Por tanto, si le administras un fármaco o un tratamiento a un grupo y al otro no, la diferencia de respuestas entre los dos grupos determinará la efectividad del fármaco o del tratamiento.

A juzgar por el criterio de medida clásico, mis experimentos eran solo parcialmente exitosos, en tanto en cuanto el 69,2% de los ratones de control del campus mostraban remisiones frente al 87,9% de los ratones tratados, es decir, la diferencia era solo del 18,7%. Sin embargo, en experimentos previos en todo el mundo, el 100% de los ratones inoculados con cáncer de mama había muerto en el plazo de catorce a veintiocho días. Evidentemente, algo nuevo y significativo había sucedido durante mis experimentos. ¿No sería que el criterio de medida era defectuoso en sí mismo?

Esta fue mi intuición «eureka»: que la distancia espacial no siempre significa independencia. Aunque los ratones de control y los ratones tratados se encontraban en lugares aparte, algo invisible tenía que mantenerlos conectados para que lo que les ocurría a los tratados les ocurriera también a la mayoría de los de control.

La solución me había estado mirando a los ojos durante más de una década, pero se me había pasado por alto debido al hábito que tenía de compartimentar mis dos vidas. Curiosamente, todos los demás investigadores a los que les había planteado el problema tampoco se habían dado cuenta de ello. Aunque el hecho de observar el protocolo produce por regla general los datos más fiables, hay veces en que, metafóricamente, hay que pasar de un tren de mercancías a un avión a reacción para poder ver la imagen de conjunto.

Me puse a revisar todos los experimentos de los cuales tenía datos completos a la luz de mi nueva teoría, a la cual denominé vínculo por resonancia.

EXPERIMENTO	NÚMERO DE RATONES	NÚMERO DE REMISIONES	REMISIONES (%)
EXPERIMENTO 1			
Ratones experimentales	5	5	100
Ratones control en campus	6	4	66,7
EXPERIMENTO 2			
Ratones experimentales	7	7	100
Ratones control en campus	6	4	66,7

EXPERIMENTO	NÚMERO DE RATONES	NÚMERO DE REMISIONES	REMISIONES (%)
EXPERIMENTO 3			
Ratones experimentales	10	7	70
Ratones control en campus	6	3	50
Ratones control externos	4	0	0
EXPERIMENTO 4			
Ratones experimentales	11	10	90,9
Ratones control en campus	8	7	87,5
Ratones control externos	4	0	0
RESULTADOS GENERALES			
Ratones experimentales	33	29	87,9
Ratones control en campus	26	18	69,2
Ratones control externos	8	0	0

EXPERIMENTO 1: cinco de cinco ratones experimentales se curaron. Después de hacer una visita a los ratones de control, los cuatro (de un total de seis) que todavía estaban vivos mostraron remisiones posteriormente.

EXPERIMENTO 2: siete de siete ratones experimentales se curaron. Después de que uno de nuestros sanadores comenzara a hacer visitas a los ratones de control, los cuatro (de un total de seis) que todavía estaban vivos experimentaron una remisión.

¿Qué tipo de conexión se estableció entre los ratones de control y los ratones tratados que les permitió curarse? ¿Sería la empatía del sanador por los animales que tenía a su cargo, que quizás pudo extenderse a los ratones de control mediante una visita personal, lo que generó un único grupo vinculado?

De manera similar, ¿acaso el vínculo por resonancia es capaz también de conectar a todos los sanadores en una única conciencia compartida donde se combinan tanto la empatía como la intención? Si esto fuera así, el tratamiento de cualquier ratón por cualquier sanador habría supuesto el tratamiento de todos los ratones vinculados, donde habría que incluir a los ratones de control tras la visita del sanador, al darles la ocasión de mostrar una remisión a pesar de hallarse en un estado más avanzado de la enfermedad.

Esto significaría también que mis intentos por determinar si cualquier persona puede sanar, junto con las dosis adecuadas, no eran válidos. Una vez se vinculan los sanadores, el trabajo de sanación de cualquiera de ellos sería inseparable del trabajo de sanación de cualquier otro.

Alternativamente, ¿se genera el vínculo por resonancia entre los mismos ratones a través de la experiencia compartida de haber sido engendrados y criados juntos antes de ser separados en grupos? ¿Permitiría esto que algunos, al menos, de los ratones de control se beneficiaran a distancia del tratamiento dado a sus hermanos genéticos?

Quizás este no sea un caso de «esto o lo otro», sino de «esto y lo otro». Quizás los vínculos por resonancia entre los sanadores, entre los ratones, y entre sanadores y ratones, se fundan todos para generar un campo dinámico de energía e intención.

EXPERIMENTO 3: fue más complicado. Los cinco sanadores consiguieron remisiones en los ratones que se llevaron a sus casas. Cuando tres de los sanadores descubrieron a los ratones de control y comenzaron a hacerles visitas, tres de ellos habían muerto ya, y los otros tres seguían vivos. Estos tres también lograron una remisión. Estos resultados se podrían explicar mediante vínculo por resonancia, tal como se ha descrito.

Todos los ratones de control externos, fuera del campus, murieron. Esto era lo esperable. Si los vínculos se pueden crear, presumiblemente pueden romperse, y de ahí el 100% de mortandad. Quizás, el hecho de ser trasladados hasta una ubicación diferente rompa su vínculo de experiencia común con los ratones cuyo entorno compartieron en otro tiempo, así como llevarlos fuera de la conciencia y el cuidado de los sanadores.

Las complicaciones de este experimento surgen con lo sucedido con los cinco ratones tratados en el laboratorio de biología. Si bien la alumna de sociología y la de estudios infantiles lograron remisiones en sus dos ratones, tal como se esperaba, los tres alumnos de biología no las consiguieron en sus tres ratones de laboratorio; por tanto, de los diez ratones tratados, solo siete se curaron. ¿Qué factores pudieron incidir en este fracaso imprevisto?

En sus experimentos en la Universidad McGill, Bernard Grad descubrió que su vidente, Oskar Estebany, no podía sanar si no estaba relajado. Yo le había discutido a Grad el tema de la influencia de los factores psicológicos debido a que las capacidades de Bennet Mayrick no parecían verse afectadas por los estados de ánimo. Sin embargo, tras ser despedido de la Universidad de Connecticut, me estuve replanteando esa idea al comparar los resultados de mi primer experimento allí, en el cual me sentía molesto e incómodo, con los del segundo, en el que me sentía razonablemente feliz. Lo que descubrí fue que a mi segunda remesa de ratones les fue bastante mejor, habida cuenta del tamaño de los tumores y la velocidad de remisión.

Quizás los factores psicológicos habían jugado también un papel significativo en el trabajo de los alumnos de biología. Los tres consiguieron remisiones en los ratones que habían tratado en casa, donde supuestamente se sentían cómodos; sin embargo, la incomodidad del laboratorio, con sus batas blancas, imponiendo las manos a unos ratones, quedó reflejada en sus diarios, en los cuales daban cuenta de sentirse violentos y de temer las burlas de sus compañeros. Tal vez esa negatividad rompió su vínculo con las otras dos sanadoras, aislando a sus ratones de los dos que sí tuvieron remisiones. Quizás los tres alumnos de biología formaron incluso un vínculo de negatividad entre sí, aislando todavía más a sus ratones. Esto confirmaría los hallazgos de Grad de que los alumnos de medicina, que tenían motivos profesionales para sentirse a disgusto con la imposición de manos, retardaron realmente la sanación de los ratones heridos quirúrgicamente, al comparar sus resultados con los de los grupos de control que no fueron tratados.

EXPERIMENTO 4: cuando los protocolos se relajaron, diez de los once ratones experimentales se curaron, junto con siete de los ocho ratones de control en el campus, mientras que todos los de control externos murieron. El vínculo por resonancia puede explicar todos estos resultados a excepción de la muerte de uno de los ratones tratados. Aún no tengo explicación a por qué uno de nuestros sanadores no pudo conseguir la remisión en este ratón, especialmente si tenemos en cuenta que su compañero de jaula pasó por el proceso normal de remisión hasta su plena curación.

En el verano de 2003, presenté mi primer artículo sobre el vínculo por resonancia en una reunión de la Sociedad para la Exploración Científica en París. En mitad de mi charla, un grupo de personas de un laboratorio de Friburgo, en Alemania, se pusieron a gritar:

—¡Ha resuelto el problema del placebo!

—Magnífico —respondí—, pero no sabía que existiera tal problema. ¿En qué consiste?

Hasta entonces, los placebos no se hallaban en la pantalla de mi radar, puesto que yo consideraba que no eran más que un fenómeno de sugestión humana. Pero, a instancias del grupo de Friburgo, comencé a examinarlos más detenidamente.

En un estudio clásico publicado en 1955,[1] el doctor Henry Beecher estableció que, en quince pruebas con diferentes enfermedades, el 35% de los mil ochenta y cinco pacientes investigados obtuvieron alivio a sus dolencias al ser tratados con sustancias que, según les habían hecho creer, eran los medicamentos prescritos para sus enfermedades. Por ejemplo, pacientes que sufrían fuertes dolores debidos a traumatismos o anginas de pecho experimentaban alivio cuando se les inyectaba agua salada creyendo que se trataba de morfina. Esto ha recibido el nombre de efecto placebo, del latín «yo le complaceré», que hace referencia al deseo del paciente de complacer al médico, como figura de autoridad que es, recuperándose. En una revisión de estudios similares realizada en 1978, el psiquiatra Jerome David Frank, de la facultad de Medicina de la Universidad Johns Hopkins, llegó a la conclusión de que al menos el 50% del efecto de cualquier fármaco que influya en los estados subjetivos de los pacientes se debe a las expectativas que el médico le transmite, es decir, que al menos el 50% es efecto placebo. El médico y biólogo de Harvard Andrew Weil resultó aún más decisivo en su libro publicado en 1983, *Health and Healing*, en el que afirmaba que la historia de la medicina es, en realidad, la historia de la respuesta placebo.[2]

Hasta hace poco, los investigadores médicos veían todo lo referente al placebo con una mezcla de perplejidad, rechazo y manifiesta irritación. Si el 35% de las personas de un grupo de control a las que se les daba un medicamento simulado reaccionaba como si se hubiera tomado el medicamento de verdad, eso significaría que los resultados de todas las pruebas con fármacos realizadas con seres humanos debían de estar gravemente sesgadas. Sin embargo, tal como pude descubrir, los placebos son mucho más complicados e interesantes que todo eso. Como detallé en «Resonance, Placebo Effects, and Type II Errors»,[3] un artículo que escribí, junto a una doctora de la que hablaré más adelante, para el *Journal of Alternative and Complementary Medicine*, cuando las pruebas con fármacos se repiten, el efecto placebo se incrementa hasta el punto en que es bastante habitual que las píldoras falsas logren hasta un 80% de los resultados del fármaco que está siendo testado. Y aún más a favor de la resonancia: este efecto es proporcional, de tal modo que, si incrementas en secreto la dosis del fármaco, algunos de los pacientes del grupo de control reaccionarán como si la dosis de las píldoras falsas se hubiera incrementado también. Las implicaciones de estos estudios han sido tan decisivas para los tests de fármacos que los investigadores farmacéuticos de Estados Unidos ya no intentan demostrar que un nuevo tratamiento es superior al efecto generado en el grupo de control. ¡La nueva normativa consiste en demostrar que el fármaco o tratamiento testado no es menos eficaz que cualquier otro tratamiento o fármaco existente en el mercado para el mismo trastorno!

Si tenemos en cuenta estos estándares, mis tratamientos de sanación con las manos, con curaciones del 87,9%, cuando se miden frente al predecible 100% de mortandad en el plazo de veintiocho días, suponen un éxito asombroso. Especialmente si le añades la posibilidad de la inmunidad de por vida, tal como sugirió el hecho de que los ratones que curé resistieron repetidas inoculaciones de cáncer con las que se pretendía reinfectarlos.

Aunque yo no menospreciaría a la conciencia del ratón, no creo que haya nadie que pueda discutir el efecto placebo: mis ratones no podían haberlo hecho mejor para complacerme.

14

HABLANDO CON MÁQUINAS

El universo comienza a parecer más un gran
pensamiento que una gran máquina.

SIR JAMES JEANS,
astrónomo británico

Cuando entré en la reunión anual de 2005 de la Sociedad Internacional para el Estudio de la Energía Sutil y la Medicina Energética (SIEESME), celebrada en Colorado Springs, me encontré con alrededor de doscientas personas sentadas, con los ojos cerrados y entonando el «om».

La SIEESME es una organización interdisciplinaria no lucrativa que se dedica a la exploración de toda forma de sanación energética. A diferencia de la Sociedad para la Exploración Científica, las cualificaciones para integrarse en ella no son tan estrictas, lo cual da como resultado que sus miembros tengan una base muy amplia, desde personal médico altamente cualificado hasta sanadores energéticos sin formación sanitaria. Dado que mi artículo sobre el vínculo por resonancia era más científico que inspirado, llegué a preguntarme si no sería un error presentarlo allí; sin embargo, el público resultó ser muy receptivo y, una vez me hice miembro de la SIEESME, pude conocer a dos personas con las que actualmente me une una gran amistad.

Alice, de Idaho, es una oncóloga que renunció a su práctica profesional hace doce años para convertirse en sanadora energética porque pensó que haría un mayor bien de esta manera. Por su parte, Charles, internista de Arizona, estaba a punto a renunciar a su práctica profesional por el mismo motivo. Aunque estaba llevando casos estándar, había comenzado a escuchar voces en su cabeza que le ofrecían información adicional e, incluso, hacían diagnósticos. Cuando les preguntaba a sus pacientes si lo que él escuchaba tenía sentido, ellos le respondían que sí. De modo que, intentando ser honesto consigo mismo, decidió dedicarse a la sanación con las manos a tiempo completo. Para él, la asistencia a las reuniones de la SIEESME era una oportunidad para aprender técnicas de sanación. Tras explicarle el trabajo con los ciclos, así como el modo en que muevo las manos, le detallé mis habituales salvedades acerca de no saber qué partes de mi proceso eran decisivas y qué partes eran simplemente herramientas.

—¿Y qué importa eso si tus pacientes mejoran? —comentó—. Eso es lo que cuenta.

Le miré fijamente a través del abismo que separa al clínico del investigador, el mismo abismo que había sentido con Ben. Como había vuelto a constatar en la SIEESME, el mundo de los sanadores energéticos se divide entre los clínicos, que hacen los tratamientos con una fe ciega y que reinventan una y otra vez la rueda, y los investigadores, aislados en sus laboratorios y que siguen ciegamente los datos sin tener en cuenta sus aplicaciones ni los descubrimientos prácticos de los clínicos. Aquello me preocupaba entonces, y todavía me preocupa hoy día.

Gracias a mi charla en la SIEESME, Margaret Moga, doctora en anatomía, me invitó a poner a prueba el vínculo por resonancia en su laboratorio del campus de Terre Haute, en la Facultad de Medicina de la Universidad de Indiana.

Comenzamos nuestro primer experimento —el octavo mío— en 2005. Inoculamos cáncer de mama en treinta ratones, quince del grupo de control y quince del grupo experimental. El vínculo por resonancia predecía que los del grupo de control responderían del mismo modo que los tratados. Y eso es lo que ocurrió. Tuvimos treinta remisiones.

Como nota creativa al margen, en este experimento Margaret empleó un geomagnetómetro, que mide las fluctuaciones de las micropulsaciones geométricas que forman parte del campo magnético de la Tierra. Cada vez que intenté influir en la sonda pasando mis manos a su alrededor o tocándola, no había sucedido nada. Pero cuando Margaret puso la sonda en la sala en la que yo estaba tratando a los ratones, las micropulsaciones cambiaron de repente desde un estado aleatorio a un estado de coherencia, creando una onda que duraba un par de segundos. El hecho de que yo no fuera capaz de afectar a la sonda directamente, sino solo a través de un organismo, sugería una vez más que mis tratamientos se desencadenaban por las necesidades biológicas de esos organismos. Los resultados de este experimento los publicamos Margaret y yo en la revista *Journal of Scientific Exploration*.[1]

También experimentamos con la sanación a distancia. Aunque mis tres primeros tratamientos los realicé directamente en Indiana, el resto los hice desde Nueva York y desde

Sedona, Arizona. Para nuestra sorpresa, las ondas geomagnéticas eran al menos tan pronunciadas cuando estaba en Sedona como cuando estaba en Indiana. Una vez más, no dispongo de explicación alguna para esto, más allá de recurrir a factores psicológicos. En Sedona solía ir a una pequeña iglesia y utilizar para el tratamiento una fotografía de los ratones, mientras contemplaba a través de la ventana un increíble paisaje rocoso iluminado por el sol. Previo acuerdo con Margaret, yo trabajaba, pongamos, desde las once de la mañana hasta mediodía, tomando nota de todos los momentos en que sentía un cambio cualitativo especial en mi conexión con los ratones, como si todas las barreras que existieran entre nosotros se estuvieran disolviendo. Posteriormente, le telefoneaba para darle los datos de esos momentos (las 11:17, las 11:44, etc.), y ella comprobaba las lecturas geomagnéticas. De este modo descubrimos que las fluctuaciones de onda se correspondían con mi experiencia subjetiva de vínculo por resonancia.

Sigue pareciéndome asombroso el hecho de poder conectar con otras criaturas a cientos de kilómetros de distancia. De hecho, cada vez que curo a un ratón me sorprendo de nuevo. Con los seres humanos soy una persona trabajando dentro de un campo de posibilidades; pero cuando trato a un ratón inoculado con cáncer, ambos estamos desnudos. Yo soy lo único que él tiene.

En nuestro segundo experimento en Terre Haute[2] confirmamos los resultados del primero, utilizando de nuevo la sanación a distancia junto con las sondas. Cuando se hizo evidente que todos los tumores iban progresando hacia la curación, Margaret sacrificó a algunos de los ratones para hacer un examen anatómico, y luego implantó quirúrgicamente fragmentos tumorales de esos donantes en ocho ratones que ya habían sido inoculados con cáncer para un tercer experimento.

Una dosis mortal de cáncer de mama consta de entre sesenta mil y cien mil células, pero nosotros habíamos inoculado a esos ocho ratones con doscientas mil células, y luego los volvimos a inocular. ¡No se podría decir que no estábamos intentando matarlos! Pero, sorprendentemente, solo tres de los ocho ratones desarrollaron tumores, cuando deberían haberlos desarrollado el 100%. Esto sugiere que los otros cinco adquirieron algún tipo de inmunidad junto con el tejido de tumor implantado de los ratones tratados. Esto es lo más cerca que he llegado a estar de mi sueño de crear una vacuna preventiva.

A lo largo de los años, me sometí voluntariamente a pruebas tecnológicas que pudieran esclarecer lo que ocurre cuando hago un tratamiento. A pesar del aburrimiento, de la incomodidad, del tiempo empleado e, incluso, de los viajes que me suponía, la curiosidad podía siempre conmigo. Supongo que soy como cualquier persona que busca un diagnóstico para una enfermedad. Si algo en ti no parece normal, quieres saber más acerca de ello.

Antes de mi ruptura con Ben, él y yo habíamos experimentado brevemente con la fotografía Kirlian. Inventada por Semyon Kirlian en Rusia en 1939, este sistema utiliza un dispositivo eléctrico de alto voltaje y bajo amperaje para, supuestamente, hacer visible el aura de un objeto en contacto directo con una placa fotográfica. Las auras, que aparecen como un resplandor pulsante, se supone que reflejan el estado de bienestar de un organismo. Según los experimentos de Kirlian, una hoja de árbol sana irradiaría llamaradas dinámicas, una hoja moribunda irradiaría llamaradas muy débiles y una hoja muerta no irradiaría nada en absoluto.

Aunque los escépticos dicen que todo esto es el resultado de la ionización, de los rayos ultravioleta, de efectos eléctricos aberrantes, etc., la idea de que del cuerpo humano irradia un campo energético es fundamental en la medicina oriental. Muchas personas afirman poder ver las auras sin la utilización de dispositivos, especialmente alrededor de la cabeza y de las puntas de los dedos, donde se supone que la energía es más fuerte. En todas las culturas del mundo podemos encontrar dibujos y pinturas de santos, ángeles, magos y chamanes con halos radiantes.

Antes de experimentar con Ben y conmigo mismo, el dueño del dispositivo Kirlian colocó dos de sus dedos sobre una película Polaroid, y luego puso en marcha el aparato durante dos segundos. La película resultante, que se reveló en sesenta segundos, mostraba un débil resplandor azulado que se extendía hasta unos tres milímetros de sus dedos. Varias personas pasaron por el mismo proceso, y ese tipo de aura parecía ser el típico en aquellas que gozaban de buena salud. Cuando sometimos a la prueba a aquellas personas que sabíamos que tenían algún problema físico, el aura disminuía, tanto en longitud como en intensidad, cosa que se correspondía en mayor o menor medida con lo que Ben y yo ya sabíamos sobre su salud general.

El aura de Ben no era normal. Y la mía tampoco. El resplandor de nuestros dedos se extendía hasta unos seis milímetros, y era mucho más brillante que el de las demás personas.

Sugerí que Ben tratara a uno de sus pacientes habituales a fin de poder comparar las imágenes de antes y después del tratamiento. Ben eligió a una mujer con artritis, cuya aura era la más débil, y la estuvo tratando durante quince minutos. La imagen resultante mostró una espectacular mejoría en el aura de la mujer; incluso el dueño del dispositivo Kirlian comentó que nunca antes había visto un cambio tan drástico.

Según la literatura sobre el tema, el aura de Ben debería haberse contraído como consecuencia de ceder parte de su energía a la paciente, algo así como lo que hace el agua al buscar su nivel. Pero, en lugar de eso, el aura que rodeaba las puntas de sus dedos había crecido hasta más de un centímetro, y era intensamente blanca.

Con el fin de comprobar lo observado, traté a uno de los pacientes de Ben durante quince minutos, y el cambio, tanto en el paciente como en mí mismo como sanador, fue comparable al del experimento previo. Aunque estos resultados diferían de lo que se nos había dicho que podíamos esperar, sí se correspondían con las sensaciones subjetivas que teníamos de que la sanación con las manos vigoriza al sanador en lugar de agotarlo. Y, lo que es más importante, también sugerían que estábamos accediendo a una fuente de energía externa.

En interés de la ciencia, me sometí también a distintas pruebas, llegando a pasar hasta trece horas dentro de aparatos de imágenes por resonancia magnética funcional (IRMf), en una de las ocasiones hasta cuatro horas seguidas. Si alguna vez has estado dentro de uno de esos aparatos, sabrás que es bastante incómodo; te sientes apretado allí dentro, con la cabeza sujeta, recibiendo instrucciones a través de una pantalla que tienes delante de la cara. Yo no padezco claustrofobia, pero soy muy sensible al sonido, y dentro de ese aparato los sonidos resultan estridentes, con un montón de traqueteos y golpes secos, a pesar de los tapones para los oídos y de los auriculares con ruidos de enmascaramiento.

Las IRMf miden los cambios en el flujo de sangre y la oxigenación como indicadores de la actividad cerebral. Esto lo hacen comparando estados de contraste «encendido/apagado». Por ejemplo, a una persona se le pueden dar instrucciones para que piense en una escena de montaña y, luego, deje de pensar en ello, o bien que imagine que está leyendo un libro interesante y, más tarde, deje de imaginarlo.

Mi primera prueba de IRMf la llevaron a cabo Randy Benson, neurólogo, y Song Lai, físico, ambos entonces en la Universidad de Connecticut. Normalmente, los cambios de actividad cerebral que se miden se hallan en torno al 2 o 3%; pero cuando me puse a hacer ciclos en modo «encendido/apagado», mi actividad cerebral se incrementaba en al menos un 25% en la zona visual de mi cerebro.

En una serie de pruebas, tenía que estar tumbado dentro del aparato con la mano izquierda fuera de él. Un técnico me tenía que poner un sobre en la mano, dejármelo durante unos cuantos segundos y, luego, retirármelo. Algunos de los sobres estaban vacíos; otros contenían cabellos y pequeñas fotos Polaroid de animales con cáncer –perros, gatos, caballos–, que les había suministrado un veterinario. Aunque yo no intentaba hacer nada en particular, mi cerebro reaccionaba de un modo radicalmente diferente cuando sostenía un sobre con fotos de animales.

A partir de estas pruebas desarrollé la teoría de que respondía inconscientemente a una necesidad mientras sostenía las fotos de animales con cáncer. Dado que sabía de antemano que algunos sobres contendrían fotos, se podría decir que tenía la intención de sanar, pero sin ser consciente de cuándo poner en marcha tal función. Esto habría ocurrido de forma automática e involuntaria. Este hallazgo confirmó también mi experiencia subjetiva de lo que ocurre durante la sanación con las manos.

En otra serie de pruebas utilizamos también a dos personas voluntarias: Leona, una mujer a la que había curado un cáncer de pecho, y Jerry, a quien había tratado de aquel extraño huevo en la cabeza. Consistía en una prueba dentro/fuera, así como de encendido/apagado. Eso significaba que unas veces yo estaba dentro del aparato mientras Leona o Jerry permanecían en otra sala, y otras veces uno de ellos estaba dentro del aparato mientras yo me situaba en otra sala. La idea era que alternara entre enviar energía y no enviar energía a la persona objetivo en intervalos de dos minutos. Aunque los cerebros de ambos registraron un cambio, Leona no podía establecer conscientemente la conexión, en tanto que Jerry, de quien yo sabía que era excepcionalmente sensitivo, siempre la establecía. De hecho, me dijeron que sus patrones cerebrales cambiaban incluso cuando yo recibía instrucciones de «encender».

Tras estudiar los resultados de una serie de pruebas, Randy Benson comentó, sin poder salir de su asombro, que yo debía de ser un alienígena.

Recientemente, he sido sometido también a pruebas electroencefalográficas en un laboratorio de Phoenix por parte de Jay Gunkelman, un investigador de ondas cerebrales de prestigio internacional. Las investigaciones fueron iniciadas y financiadas por Luke Hendricks, de Minnesota, que contactó conmigo por correo electrónico porque estaba fascinado con mi trabajo. La ventaja del EEG sobre la IRMf es que el primero mide la actividad eléctrica del cerebro directamente, en una escala temporal de un milisegundo, en lugar de hacerlo mediante el flujo sanguíneo.

Para estos experimentos me conectaron diecinueve electrodos al cráneo, junto con un electrocardiógrafo para registrar mi ritmo cardiaco. En otra habitación habría un voluntario conectado con el mismo tipo de sistemas. A la señal de «adelante», yo tenía que intentar vincularme con la otra persona como si estuviera sanándola. Aunque me hallaba en un entorno muy artificial donde era fácil distraerse, nuestros corazones entraron en sincronía casi de inmediato, algo muy fácil de ver, puesto que se trataba de una observación evidente en los aparatos. Las muestras cerebrales de los electrodos se tomaban cada cinco centésimas de segundo, lo cual daba lugar a una inmensa base de datos que iba a precisar de muchas horas de análisis. De hecho, aún me están enviando informes.

Un efecto obvio fue que una zona de mi cerebro, algún punto de la parte trasera de la cabeza, mostraba súbitamente picos de aproximadamente 7,81 Hz, es decir, de 7,81 pulsaciones por segundo. Y digo aproximadamente porque, a veces, el pico se desviaba ligeramente de esa cifra. Era un efecto claro y notable que tenía lugar a intervalos regulares en el registro. Segundos después, el voluntario en la otra habitación mostraba el mismo pico en la misma zona del cerebro.

Tras estudiar el pico de 7,81 Hz, Luke exclamó:

—¡Yo he visto esta cifra antes!

Resultó ser la resonancia Schumann: una onda electromagnética larga, descubierta por el físico Otto Schumann, que circunda continuamente nuestro planeta entre la superficie y la ionosfera. Según la teoría actual, es un efecto de la energía generada por la caída de los rayos que bombardean la Tierra a un ritmo relativamente constante.

A partir de las evidencias, era como si mi cerebro entrara en resonancia con la resonancia de Schumann, llevando al cerebro de la persona objetivo a hacer lo mismo. ¿Significaría esto que mi fuente de energía para la sanación eran los rayos?

Claro está que todo esto son especulaciones. Todavía no podemos demostrar que esos picos de actividad en mi cerebro se corresponden realmente con la sanación. Quizás estamos encontrando respuestas a preguntas que aún no nos hemos planteado. Pero, aun en el caso de que la resonancia Schumann resultara ser la onda portadora de la sanación, ¿cómo enlaza la conciencia con ella?

Tanto si enmarcamos estos experimentos como si analizamos los hallazgos, el problema básico estriba en que no estamos seguros de lo que estamos buscando y que no disponemos de un cuerpo de investigaciones lo suficientemente amplio como para comparar resultados. Otro problema es que todos los que llevan a cabo estos proyectos lo hacen de forma voluntaria, en los ratos sueltos que les deja su apretada agenda profesional, por lo que los resultados me llegan muy lentamente. No obstante, los hallazgos iniciales en mis experimentos con EEG e IRMf indican una interacción mensurable entre el sujeto de prueba y yo, y esto tiene unas implicaciones realmente emocionantes. Luke, Jay y yo hemos publicado recientemente un artículo sobre los estudios con EEG.[3]

15

¿CÓMO ES QUE NO LE HAN DADO EL PREMIO NOBEL?

Se puede reconocer a un pionero por las flechas
que lleva clavadas en la espalda.

BEVERLY RUBIK,
investigador médico estadounidense

No he prestado demasiada atención a otros sanadores energéticos porque la mayor parte de las evidencias que aportan —y que presentan en libros y seminarios— es anecdótica, en tanto que mi obsesión se centra en los fundamentos de la sanación.

Muchos de estos sanadores remontan su linaje hasta un maestro al que reverencian. El reiki (que significa fuerza vital, en japonés) lo fundó Mikao Usui, que aseguraba haber recibido sus poderes de sanación en 1922, después de tres semanas de ayuno y meditación en el monte Kurama, en Japón. Los sanadores de reiki, que posiblemente suman millones en todo el mundo, canalizan la energía universal —que dicen que es infinita e inteligente— a través de las palmas de las manos con el fin de estimular las propias fuerzas curativas de sus pacientes. Algunos maestros de reiki afirman que no solo pueden sanar a distancia, sino también hacia atrás y hacia delante en el tiempo.

El toque terapéutico (TT) es un sistema de sanación occidental que han aprendido alrededor de setenta mil profesionales de la atención sanitaria y que se ofrece a los pacientes en algunos hospitales de América del Norte. Evolucionó a partir de los experimentos que Dolores Krieger, una profesora de enfermería de la Universidad de Nueva York, llevó a cabo con el psíquico Oskar Estebany, en los que demostró que la sanación con las manos incrementaba significativamente la hemoglobina en la sangre de las personas enfermas, sugiriendo así una respuesta inmunológica.[1] Al igual que con el reiki, los practicantes de TT sostienen o mueven las manos a unos cuantos centímetros de sus pacientes con la intención de activar su sistema inmunológico.

En Occidente, la tradición más popular de sanación con las manos la encontramos en los milagros de Jesucristo, tal como nos cuenta el Nuevo Testamento (Juan, 14: 12). Después de devolver la vista a un ciego y de curar a un paralítico, Jesús les dijo a sus seguidores: «El que crea en mí, hará él también las obras que yo hago, y hará mayores aún».[2]

Entre los primitivos cultos cristianos, la sanación era una parte habitual de la predicación, y solían utilizar aceite y agua. Los reyes europeos, como Eduardo el Confesor, de Inglaterra, que afirmaba reinar por derecho divino, ejercían el toque real para sanar a sus súbditos. Incluso se dice que Napoleón intentó hacer lo mismo, pero con escaso éxito.

En la actualidad, la sanación por la fe sigue siendo muy popular en el movimiento cristiano evangélico, y también ha sido respaldada, aunque con precaución, por la Iglesia católica romana, que acepta este tipo de milagros entre aquellas personas que recorren el sendero de la santidad.

En alguna ocasión he pensado en lo cómodo que sería para mí reclasificarme como sanador de fe, especialmente cuando se me pregunta con escepticismo: «Si usted puede hacer lo que dice que hace, ¿cómo es que no le han dado el Premio Nobel?».

Durante los últimos siglos de historia de la medicina, los sanadores energéticos occidentales que no se han puesto bajo las alas de la fe religiosa lo han pasado bastante mal. Muchas veces utilizo como relato aleccionador lo que le sucedió a Wilhelm Reich, nacido en 1897 en Dobzau, actualmente perteneciente a Ucrania.

Aunque formado como psicoanalista freudiano, Reich descubrió a través de su práctica clínica que las neurosis estaban causadas por bloqueos emocionales que, a su vez, generaban rigidez muscular. Desde su punto de vista, la curación se podía conseguir mediante manipulaciones diseñadas para eliminar esos bloqueos y liberar las corrientes de energía, en lugar de hacerlo a través de años de conversaciones de diván.

Tras expulsarle Freud de la Sociedad Psicoanalítica Internacional debido a sus heréticos puntos de vista, fue marginado asimismo de la práctica profesional en Viena, Berlín, Noruega, Suecia y Dinamarca. Finalmente, se trasladaría a Nueva York en 1939, donde comenzaría a trabajar como microbiólogo autodidacta y donde afirmaría observar, dentro de las células, la misma corriente de energía que había descubierto en los cuerpos de sus pacientes. Según él, durante los estados de placer, las células se expanden, en tanto que, bajo estrés, se contraen. Al comparar los glóbulos de la sangre de pacientes cancerosos con los de donantes sanos encontró constricciones que, según él, eran el resultado de un estrés prolongado. Privadas de estimulación emocional, las células se habían ido descargando como si de baterías se tratara, situando al organismo en una posición de vulnerabilidad ante la enfermedad.

Basándose en estas observaciones, Reich desarrolló un análisis de sangre para diagnosticar el cáncer antes de la aparición de tumores, anticipándose en más de doce años al desarrollo de la técnica del frotis cervical. Mientras otros microbiólogos seguían obsesionados en buscar la causa del cáncer en los virus o en alguna otra toxina, Reich había dado con el colapso inmunológico.

Después de esto, se embarcó en la fase más controvertida de su heterodoxa carrera. Como resultado de sus hallazgos microscópicos y clínicos, afirmó haber aislado una energía de libre circulación a la que denominó «orgón». El orgón no tenía masa ni peso, lo irradiaba el sol y lo absorbía el cuerpo a través de la respiración. También aseguró haber demostrado en sus experimentos con ratones que el orgón era reflejado por el metal y absorbido por sustancias orgánicas como la lana y la madera, por lo que diseñó una caja de madera forrada de metal a la que denominó acumulador de orgón.

Tras tratar con éxito a algunos enfermos de cáncer desahuciados con su terapia orgónica, Reich fundó los Laboratorios de Investigación del Instituto del Orgón con la idea de alquilar sus cajas orgónicas a un módico precio. Fue entonces cuando sus críticos en el mundo de la medicina, que antaño se limitaban a despreciarle, se mostraron escandalizados. A instancias de la Asociación Psiquiátrica Americana, la Administración Alimentaria y Farmacológica de Estados Unidos inició una investigación sobre Reich por curanderismo; pero este, con la arrogancia de su creciente paranoia, no fue lo suficientemente diligente en su defensa ante los tribunales, por lo que sus libros y sus artículos fueron quemados bajo supervisión federal, al tiempo que era condenado a dos años de prisión. Murió en la cárcel en 1957, a los sesenta años, completamente hundido.

Hoy en día, el innovador enfoque de Reich sobre el cáncer, en el que destacaba el colapso inmunológico, es un enfoque ciertamente respetado en los círculos médicos. Sus técnicas de masaje y sus teorías de la sanación energética han inspirado a miles de profesionales, muchos de los cuales nunca han oído pronunciar su nombre. Sin embargo, en la historia oficial aún se le tacha de excéntrico. De hecho, cuando menciono su nombre ante algún terapeuta, todavía hay alguno que retrocede.

Una excepción a este caso es mi amigo de la Sociedad para la Exploración Científica el psiquiatra Richard Blasband, que afirma descaradamente ser reichiano. Durante varias décadas, ha estado investigando algunas de las teorías de Reich, entre las cuales hay una bastante extraña y que me resulta ciertamente interesante debido a mi relación con Ben. Según Reich, la energía orgónica podía manipularse para forzar la formación o la dispersión de nubes, afectando de este modo al clima. A la sazón, inventó un atrapanubes hecho con tubos de metal plegables. En unas demostraciones que realizó durante los años cincuenta, logró convencer en más de una ocasión a varios periodistas escépticos de que había terminado con la sequía de la zona de Rangeley, Maine, donde vivía.

Blasband construyó de nuevo el atrapanubes con la intención de replicar los resultados de Reich. Tras unas cuantas pruebas positivas, se llevó a su mentor en la Universidad de Yale a una demostración en el estrecho de Long Island.

—Elija una nube –le pidió, al igual que Ben había hecho conmigo.

Después de disolver con éxito varias nubes, su mentor le dijo:

—Blasband, no vuelva a hacer esto. Ni siquiera me hable de esto de nuevo, ¡y ni se le ocurra contárselo a nadie más!

Acordándome de la consternación que sentí al ver a Ben disolver nubes, supe exactamente cómo pudo sentirse el profesor de Yale. Y también supe cómo debía de haberse sentido Blasband, dado que mis propios experimentos se habían estrellado contra el mismo muro de incredulidad implacable, a pesar del éxito alcanzado.

Tras la crucifixión de Wilhelm Reich, otro valiente investigador asumió la osadía de recorrer el mismo sendero. El doctor Bernard Grad, de la Universidad McGill, fue ese investigador. Y del mismo modo que Grad se inspiró abiertamente en Reich, yo me inspiré en Grad.

Cuando me encontré con sus investigaciones en una asignatura de mi último año de licenciatura en la universidad, me impactó profundamente el rigor, la precisión y la simplicidad con los que había abordado unos problemas tan complejos y anómalos, obteniendo no obstante unos resultados irrefutables. Son muchas las personas que cuentan anécdotas o hablan en términos abstractos sobre la sanación energética, pero Grad era un verdadero científico; diseñó unos experimentos donde obtuvo hallazgos evidentes y reproducibles. Él fue quien más influyó en mis investigaciones, y cada vez que me sentía solo y acorralado en un rincón, su espíritu pionero suponía un alivio para mí. Con el tiempo, terminó convirtiéndose en una figura mítica: el Gran Grad.

Sin embargo, no tuve con él ningún contacto personal hasta que, en 1999, el doctor Edward Mann, un sociólogo canadiense al que había conocido en una reunión de la Sociedad para la Exploración Científica, me dio el número de teléfono de Grad. Tras marcar nervioso su número, escuché una voz grave que decía:

—Aquí Grad.

—Me llamo Bengston –respondí, dando así inicio a una serie de estimulantes conversaciones.

Le envié un borrador de mi artículo «The Effect of the "Laying On of Hands" on Transplanted Breast Cancer in Mice» («El efecto de la "imposición de manos" en ratones con cáncer de pecho implantado»), y Grad tuvo una intensa respuesta intelectual y visceral. Aunque la sanación de ratones con cáncer inoculado me había parecido algo exótico, aquel era el modelo estándar que él, como investigador oncológico, había utilizado con diversos sanadores sin conseguir resultados positivos. Cuando se enteró en mi artículo del éxito de mi trabajo, me sometió a un profundo interrogatorio telefónico.

Recibí una llamada a la una de la madrugada.

—Soy Grad. ¿Estás seguro de que utilizaste el código H2712 de cáncer de mama?

—Seguro.

Click.

Veinte minutos después.

—Soy Grad. ¿Has utilizado alguna vez ratones macho?

—Sí.

—¡Pero si no se pueden utilizar ratones macho! ¡No puedes mantenerlos juntos en la misma jaula!

—Perdona, Bernie, pero nadie me advirtió de ello.

Otra llamada.

—No puede ser que fueran ratones macho. ¡Se habrían matado entre sí!

—Lo hemos hecho con machos y con hembras. Cuando están enfermos, se acurrucan juntos. Cuando están bien, se ignoran unos a otros la mayor parte del tiempo.

Quince minutos después.

—¿De qué estaban hechas las jaulas?

—Um... No sé. Eran jaulas normales de ratones.

—¿Eran metálicas?

—Bueno, la parte de arriba sí. Los laterales eran de plástico.

—¡Pero si no se puede sanar a través del plástico!

—Lo siento, pero tampoco me lo dijeron.

Quinta llamada, sin exagerar.

—¿Estás seguro de que eran de plástico? Yo nunca he sido capaz de conseguir efectos a través del plástico.

—Bernie, eran de plástico. No sé qué otra cosa te puedo decir.

En el año 2000, Grad y yo nos encontramos en el rojizo edificio de la Sociedad Americana de Investigaciones Psíquicas de Nueva York, donde él era miembro de la junta y donde yo había llevado una vez a Ben para someterle a prueba. A sus ochenta y pocos años, Bernie era un hombre menudo, con una sonrisa permanente y un intenso brillo en los ojos.

Era también una de las personas más humildes que he conocido. Nos metimos en la biblioteca de la Sociedad, cerramos la puerta y nos pusimos a darle vueltas como maniacos a la enorme mesa de la biblioteca, intercambiando información y discutiendo. Nuestra conexión fue inmediata, estimulante y extraordinaria.

Una de las cosas que le discutí entonces, aunque posteriormente he visto que Bernie tenía razón, es que las condiciones psicológicas pueden afectar al sanador. Una lección más bien práctica es que es posible transferir la energía sanadora a otras sustancias secundarias, como el algodón y el agua. Se trata de una tradición que se remonta a cientos de años, como lo demuestra el concepto cristiano del agua bendita.

El pago más extraño que me han hecho por mis servicios —un caso reciente— ha sido el del «Dios embotellado», que me dio una mujer a la que ayudé con un cáncer en el pulgar de un pie, por el cual los médicos pretendían amputarle una buena parte de este. Suzanne, una de las personas a las que he estado entrenando en sanación, me trajo a esta paciente porque no se sentía lo suficientemente confiada como para asumir toda la responsabilidad en un caso tan grave. Enid, la enferma, también había sido tratada por el famoso sanador brasileño Juan de Dios, que había estado dando seminarios en la zona de Nueva York. Él había cargado la botella de agua que Enid me dio a mí, y que ahora guardo en mi frigorífico. Lo que no pude entender es por qué me regaló el agua en vez de utilizarla para sí misma, estando como estaba tan entusiasmada con Juan de Dios. En cualquier caso, evitamos la amputación, aunque es difícil saber a quién o a qué otorgarle el mérito de la curación.

Como ya he dicho, en uno de mis experimentos en la Universidad de Connecticut utilicé solo agua tratada para llevar a la remisión a un grupo de ratones inoculados con cáncer. Confieso también que, recientemente, me he encontrado con una petición de «Bill embotellado». El pasado mes de enero, Yuri Kronn, un físico ruso de formación tradicional, me invitó a ir a su laboratorio de Oregón para experimentar con un aparato que, según él, infunde energía/información de cualquier sistema en otro. Yo tenía que sentarme en medio de sus bancos de equipos electrónicos sosteniendo una botella de agua, mientras él supuestamente transfería cierto registro de alta energía desde mí hasta el agua. Aunque Yuri es extremadamente discreto en lo relativo a este proceso, los cables que utiliza son tan gruesos que me imagino que, cuando pone en marcha el equipo, todas las luces de Oregón deben de parpadear. De todos modos, el «Bill embotellado» resultante se está distribuyendo entre distintos voluntarios, con una dosis sugerida de diez gotas de Bill por cada 28 centilitros de agua ordinaria. Yo, como siempre, espero los resultados.

En mi propio trabajo clínico, me atrae bastante más el algodón que el agua como potencial portador de la energía sanadora, especialmente cuando la distancia hace poco práctico el tratamiento en primera persona. En un caso muy reciente, la efectividad del algodón cargado se demostró por defecto.

A Ruby, de cuarenta y tantos años, le habían diagnosticado un carcinoma ductal, una variedad de cáncer de pecho. Aunque he tratado con éxito esta enfermedad en muchas ocasiones, pensé que el caso de Ruby podría resultar más problemático de lo habitual debido a que había recibido dosis masivas de radioterapia para el cáncer siendo aún una niña. Sus médicos habían pronosticado que crecería con deformidades; en lugar de eso, Ruby se había convertido en campeona del mundo de levantamiento de pesas. Pero no estamos hablando de grandes pesos, puesto que mide un metro cuarenta y cinco de altura, quizás por efecto de la radioterapia.

Dado que Ruby vive a casi mil kilómetros de distancia, la trataba directamente durante dos días, bien en su casa o en la mía, y luego le daba algodón cargado para que se tratara por sí sola entre visita y visita. Alrededor de un año después de que los médicos constataran que se había curado, y estando por entonces en su casa, me pidió que le cargara un poco de algodón, simplemente por si acaso. Pero, en cuanto toqué el algodón, sentí como un bulto en mi axila y un intenso dolor. Solté el algodón y el dolor desapareció. Le pregunté a Ruby si tenía un bulto en la axila, pero me dijo que no. Volví a tocar el algodón y me volvió a ocurrir lo mismo, de modo que opté por interrogarla más a fondo. Esta vez se acordó de que, tiempo atrás, había tenido un bulto ahí. El algodón que me había dado para que se lo cargara era de un viejo relleno con el que había dormido hacía más de un año.

Eché el algodón a la basura de inmediato, y ahora insto a la gente a desprenderse de sus algodones al cabo de una semana de uso. Se trata de un período de tiempo arbitrario, pero también lo es la duración, la frecuencia y el número de mis tratamientos. Nunca he tenido ocasión de establecer la dosis adecuada en laboratorio, bajo condiciones controladas. Con los ratones puedes arriesgarte, pero con las personas siempre doy más tratamiento del necesario porque no sé qué está ocurriendo, y tengo que esperar a los resultados de los análisis para estar seguro de que la curación ha tenido lugar. Esto es frustrante. Quizás podría tratar a seis personas en el tiempo que empleo ahora en tratar solo a una.

No hace mucho, me encontré en el contestador con el mensaje urgente de un amigo al que le había enviado un poco de algodón cargado para un análisis microscópico.

—¡Llámame de inmediato! —decía—. Es importante.

Dado que mi amigo suele ser bastante comedido, no me podía ni imaginar qué podría haber ocurrido, de modo que le llamé sin perder más tiempo. Aunque el análisis microscópico no había ofrecido nada interesante, él se había aplicado a sí mismo el algodón cargado.

—¡La artritis me ha desaparecido por completo! —me gritó por el auricular—. Puedo caminar, puedo correr y me concentro mentalmente mejor.

¡Lo último que me dijo es que estaba buscando pijamas y calzoncillos largos de algodón para que se los cargara!

Otro caso relacionado con el algodón cargado me llegó con comparativa de control incluida. Un gato semisalvaje le arañó a mi amiga Irene en el cuello y el pecho, dejándole múltiples heridas de alrededor de treinta centímetros de largo. Después de limpiarse la sangre con agua, se aplicó un poco de algodón cargado en el pecho, pero no en un arañazo menor, de poco más de dos centímetros, que le había hecho el gato en la palma de una mano. Al cabo de dos horas, las heridas del pecho se habían puesto blancas, mientras que el arañazo superficial de la mano estaba formando una costra roja. Pocos días después, las heridas del cuello y el pecho se habían sanado por completo, sin dejar marcas. En cambio, al arañazo de la mano tardó un par de semanas en sanar, dejando una cicatriz rosácea que aún era visible un mes después del incidente.

Un caso aún más espectacular fue el de Janis, de veintitantos años, a la que habían diagnosticado una torsión de ovario, que es una torsión de las trompas de Falopio acompañada de quistes que provocan la muerte de los tejidos. Le programaron una operación quirúrgica, con el riesgo añadido de que quedara estéril. Después de tratarla unas cuantas veces y de quitarle el dolor, le di un puñado de algodón cargado para que se siguiera tratando por sí sola. Cuando Janis fue al examen preoperatorio, el médico exclamó asombrado:

—¡No hay quistes!

El médico la remitió al especialista, que se quedó tan desconcertado como el primero. Mientras miraba las placas, el hombre reflexionaba en voz alta:

—En esta imagen tenías quistes, pero en esta otra ya no están. Y tenías las trompas retorcidas, y ahora ya no. Esto no tiene sentido.

Janis dice que no hacía más que repetir:

—Fui a un sanador energético.

Pero el especialista fingía no escucharla.

Me sigue desconcertando la negativa de tantos profesionales de la medicina a contemplar siquiera las evidencias que indican que, muy posiblemente, no tengan todas las respuestas. Aunque, al menos, los médicos de Janis cancelaron la operación.

En otro caso reciente traté de un cáncer de pecho a una joven de Maine, a quien no llegué a conocer, solo con algodón. Danielle tenía ya fecha para una mastectomía, pero ella había aplazado la operación. Al cabo de unos cuantos tratamientos con el algodón cargado, le dijeron:

—El tumor no es tan grande como creíamos.

De modo que, en vez de una mastectomía, se conformaron con citarla para una tumorectomía. Una biopsia posterior demostraría que el cáncer había desaparecido y, con él, la necesidad de cualquier intervención.

Como nota a pie de página en este caso, posteriormente me enteraría de que yo ya había tratado con éxito a la madre de Danielle por un cáncer de pecho pocos años atrás. Quizás el desapego exigido para la sanación exagere mi instinto natural por compartimentar, y tal vez eso explique por qué a veces tengo tan poca memoria de mis trabajos clínicos.

Pero también he descubierto, no sin cierto alivio, que el algodón es eficaz para tratarme a mí mismo. Yo padezco de cierta debilidad en las córneas. El primer síntoma de esta fragilidad es la visión borrosa, que puede llevar posteriormente a la abrasión y el desprendimiento. En un par de ocasiones en que sufrí un desprendimiento, el dolor fue brutal, como si me clavaran un cuchillo en el ojo. Intentaba distraerme del modo en que lo hago cuando le pongo las manos a un paciente, pero me resultaba imposible. Siguiendo un impulso, me apliqué un puñado de algodón cargado, y el alivio fue inmediato.

En otra ocasión, un oftalmólogo me diagnosticó una úlcera en la córnea, para la cual me aplicó un aparatoso vendaje. Me dijo que necesitaría un par de semanas para curármela. Pero cuando llegué a casa, me quité el vendaje y me puse algodón cargado, y pude ver de nuevo en un par de días.

—¡Se le ha curado la córnea! —exclamó desconcertado.

—Me suelo curar con rapidez —le respondí.

—No, no me ha entendido —rectificó—. Lo que quiero decir es que no existe ni el más mínimo indicio de la úlcera que tenía en la córnea.

Actualmente, me he sensibilizado tanto al algodón que no puedo «apagar» la mano cuando estoy en contacto con él. La mano, simplemente, me arde. Para ver lo que podría estar ocurriendo, un biólogo amigo mío del estado de Washington organizó un experimento con un tal George, un empleado de ferrocarriles ya jubilado que decía que veía las auras. Dado que George tenía leucemia, le estuve enviando paquetes de algodón cargado y sin cargar en sobres idénticos. Pues bien, George elegía el algodón cargado en todas las ocasiones. No había manera de engañarle. Aseguraba que los sobres con algodón cargado «rezumaban *chi*» (nombre que dan los chinos a la energía universal).

Uno de los mejores regalos que me hayan hecho jamás fue el de una gran bolsa de algodón que me dio Grad. Lo había energizado Oskar Estebany para que lo utilizara Grad en sus vanguardistas experimentos de sanación. Grad me dijo que yo había superado sus investigaciones, y ese fue también el mayor cumplido que me hayan hecho. El algodón de Estebany es una pieza de museo, por lo que no podría utilizarlo. Algún día se lo pasaré a otro sanador.

16

EL ADIÓS

*Lo más hermoso que podemos experimentar es el misterio. Es
la fuente de todo arte y ciencia verdaderos. Aquel a quien esta
emoción le es ajena, que ya no se maravilla ni se sobrecoge ante
nada, es como si estuviera muerto: sus ojos están cerrados.*

ALBERT EINSTEIN

En 1976, cuando Ben y yo tuvimos nuestro postrer enfrentamiento, no me podía imaginar que no volvería a ver al hombre que tanto y tan profundamente había influido en mi vida. Daba la impresión de que ambos necesitábamos aquella separación, dado que ninguno de nosotros había hecho esfuerzo alguno por tender un puente sobre el abismo. Un pajarito me contó que se había ido al interior del país a vivir en una especie de comuna. De eso hacía casi treinta años.

Hace más o menos seis años, la casualidad me llevó a contactar con el hijo de Ben, Stuart, y él rellenó de algún modo los años perdidos. Poco después de nuestra ruptura, Ben abandonó a su familia para irse con otra mujer. Aquello no me sorprendió, dado que la relación entre él y su esposa me había parecido distante, y yo sabía que Ben había tenido alguna aventura. La mayor parte del dinero con el cual subsistía la familia procedía de Ben, de modo que pronto se vieron abocados a la más absoluta miseria. No podían pagar el alquiler, ni la calefacción; ni siquiera tenían para comer.

El distanciamiento emocional fue igualmente brusco. Me acuerdo de Stuart en la piscina, cuando tenía doce años, como un niño feliz y despreocupado. Adoraba a su padre. Su hermana, que era un par de años mayor, era una jovencita tímida, a la que Ben alababa por tener una vena mística. Ella se identificaba más aún con él, y era la niñita de su papá.

Tras el *shock* de tener que recurrir a los servicios sociales, la madre de Stuart se puso el chip de supervivencia. Y no solo fue capaz de mantener a la familia unida, sino que también obtuvo una licenciatura en la universidad, lo que incrementó sus ingresos lo suficiente como para permitir que Stuart se convirtiera en psicólogo escolar y su hermana en trabajadora social. Aunque no he conseguido contactar con la hija de Ben y no sé cómo contempla todo aquello ahora, Stuart parece que asumió la idea de que Ben era una persona especial, aunque con bastantes defectos. Devoto padre y marido, Stuart es un chico discreto y comedido, en tanto que Ben era abrasivo y egoísta. De vez en cuando, Stuart también hacía curaciones y lecturas, a las que restaba importancia, manteniendo viva la tradición familiar.

Hace algunos años, Ben se trasladó a Las Vegas. Él y su pareja vivían en un camping de caravanas, en una *caravana doble*, como parece que gustaba resaltar. Supongo que se sentiría atraído por el juego, aunque espero que no jugase, pues se le daba muy poco mejor que a mí. La diferencia básica entre él y yo era que a él le encantaban los juegos de azar, mientras que yo odio tanto ganar un cuarto de dólar como perderlo.

Llegué a tener la dirección y el número de teléfono de Ben en el año 2004, cuando asistí a una reunión de la Sociedad para la Exploración Científica en Las Vegas. ¡Vaya conflicto tuve! «Iré a verle». «No iré a verle, pero le llamaré». «No, no le llamaré». «Bueno, quizás le llame». Ben había sido una figura de autoridad para mí, y cuando uno regresa a la esfera de influencia de sus padres, por buena o mala que haya sido la relación, la tendencia es a regresar.

Pero los acontecimientos se impusieron a mi decisión, o al menos eso me pareció. Los congresos de la SEC están tan atestados de temas interesantes y estimulantes que resulta difícil encontrar la ocasión para hacer nada más. No contacté con Ben, pero sí lo hice con su compañera pocos meses después, y concertamos un día para que lo llamara.

Yo estaba nervioso, y nuestra conversación resultó un tanto violenta, incómoda. La otrora resonante voz de Ben sonaba ahora débil y frágil, y dado que ya sabía que había conseguido su número a través de Stuart, me lanzó de inmediato un discurso, a la defensiva, para justificar su comportamiento con su familia. A pesar de tener ya ochenta y tantos años, no había madurado ni se había convertido en un abuelo amable y afectuoso. Mientras le escuchaba, reescribió la historia de su familia del mismo modo que intentó en otro tiempo reescribir la nuestra. Me acordaba de cómo, en un suspiro, había pasado de alardear de mis logros curativos a acusarme de intentar sabotear su pastoreo y arrebatarle el papado. Como siempre, él nunca se equivocaba, y de pronto me vi sacudiendo la cabeza y pensando: «Gracias por recordármelo».

Con todo, no pude evitar sentir pena por aquel hombre, en otro tiempo vibrante y ahora tan limitado. Con cierta sensación de fatalismo, me dijo que se sentía viejo y cansado, y que tenía problemas respiratorios, algo en modo alguno sorprendente en un fumador empedernido. Le pregunté si quería que le enviara un poco de algodón para ayudarle con su sistema respiratorio, pero él se mostró ambivalente: ¡cómo iba el aprendiz a curar al maestro! La conversación no fue larga, no más de diez minutos. Me sentí feliz cuando terminó, y me sentí mal por sentirme feliz. Nuestra otrora profunda relación parecía haber escrito su último y turbador epílogo.

Le envié el algodón. A través de los correos electrónicos intercambiados con la compañera de Ben supe que le habían ingresado en el hospital poco después de nuestra conversación. Reanudé mi vida cotidiana y, alrededor de dos semanas después, me fui a Londres para unas cortas vacaciones. La noche antes de mi vuelo de regreso no podía dormir, algo que no es habitual en mí. Cuando llegué al aeropuerto me encontré con que mi vuelo había sido cancelado, por lo que tuve que tomar otro avión. Tampoco pude dormir durante el viaje de vuelta. Llegué a casa sobre las cinco de la tarde, exhausto después de treinta y seis horas despierto. Decidí ponerme la alarma a las siete de la tarde, intentando al menos echarme una siesta. Pero, sin darme cuenta —o quizás dándome cuenta— la puse para las siete de la mañana siguiente.

Sobre las once de aquella noche di un salto en la cama. La habitación estaba llena de luz, que es lo que me había despertado. Yo estaba relativamente alerta, porque sentía algo extraño. Más bien, era muy extraño. La luz parecía flotar en medio de la habitación, y yo tenía una intensa sensación de presencia. Espontáneamente, alargué la mano hacia la luz, sobresaltándome a mí mismo al pronunciar: «¡Ben!». Repetí su nombre una vez más y, luego, de repente, me sentí abrumado por una oleada de amor, un amor más intenso de lo que nunca hubiera experimentado antes, increíble, y ciertamente diferente de cualquier sentimiento que hubiera tenido por él. Y sentí que se disolvía todo el antagonismo que había existido entre nosotros.

Posteriormente, me enteraría de que aquel había sido el instante en que Ben había muerto.

Había entrado en coma mientras estaba en cuidados intensivos. Su compañera había llegado a su habitación con mi algodón justo cuando salía del coma, y su respuesta inmediata había sido de enfado.

—¿Qué estoy haciendo aquí todavía?

Su compañera le habló del algodón.

—¡Saca eso de la habitación! —le gritó—. Si toco eso no podré irme, y ha llegado el momento de que me vaya.

Ni la compañera de Ben ni Stuart se sorprendieron con mi relato sobre Ben y la luz. Otras personas tuvieron también sueños, experiencias o visitas extrañas en el momento de su fallecimiento. Ben parecía estar en contacto, a través de una misteriosa alquimia, con fuerzas que la mayoría de nosotros solo alcanzamos a vislumbrar.

No me puedo imaginar cómo habría sido mi vida sin él.

17

MIRANDO ATRÁS, MIRANDO ADELANTE

La civilización occidental es casi la única en la historia que no ha sido capaz de reconocer en cada ser humano un sistema de energía sutil en relación constante con el inmenso mar de energías del cosmos que le rodea.

EDWARD MANN,
sociólogo e historiador de la sanación energética canadiense

Comencé mi aprendizaje en la sanación ayudando a Ben en el tratamiento de las personas que venían a él con sus aflicciones. Las guías interiores de Ben fueron el instinto y el pragmatismo; lo que sentía que era correcto combinado con lo que funcionaba.

Después de unos cuantos años en el campo clínico, la curiosidad por los principios subyacentes a la sanación con las manos me llevó al laboratorio. Y durante los últimos treinta y cinco años he estado yendo y viniendo entre la ciencia aplicada y la ciencia pura, mientras las preguntas de una me llevaban a buscar respuestas en la otra.

Ahora voy a intentar resumir lo que he aprendido en seis proposiciones, que relaciono aquí en orden descendente.

Dicho de otro modo, estoy *absolutamente seguro* de lo que afirmo en la primera proposición y *menos seguro* de lo que afirmo en la última.

1. El cáncer se puede curar mediante la sanación energética. Aunque mis descubrimientos con seres humanos en el campo clínico son anecdóticos, no dejan de ser un reflejo de varias décadas en las que he curado muchos tipos de cáncer, con resultados que han sido respaldados frecuentemente por análisis médicos sistemáticos. Del laboratorio he obtenido pruebas experimentales, realizadas por observadores entrenados y escépticos, en cinco instituciones biológicas y médicas. Una inoculación mortal de cáncer contiene entre sesenta mil y cien mil células cancerosas. En todos nuestros experimentos utilizamos al menos ese máximo. En ocasiones empleamos doscientas mil células; a veces, se reinoculaba a los ratones e, incluso, se les volvía a inocular con dosis doblemente letales.

2. Un organismo se hace inmune al cáncer de por vida una vez se cura de él mediante sanación energética. Hasta donde yo sé, y basándome en los informes de mis pacientes, ninguna persona que haya curado de un cáncer ha tenido nunca una recaída. Y esto también se pudo demostrar en el laboratorio, con aquellos ratones a los que se les permitió vivir su ciclo de vida completo. Durante los experimentos en el departamento de biología del St. Joseph's, todos los intentos por reinfectar a ratones ya curados fracasaron. En Terre Haute, la implantación de tumores de ratones tratados en ratones no tratados que

habían sido inoculados con células cancerosas pareció transferir algún tipo de inmunidad: solo tres de los ocho ratones desarrollaron tumores. Por otra parte, todas mis investigaciones apuntan a una respuesta inmunológica, y me sorprendería mucho que el mecanismo de sanación no operara en estas líneas.

3. La dosis sí que importa. Por motivos éticos, nunca he experimentado con las dosis cuando sanaba a personas, optando en cambio por excederme en el tratamiento para asegurar la curación; sin embargo, en el laboratorio de biología de Terre Haute, Margaret Moga y yo intentamos descubrir cuál podría ser la cantidad mínima de tratamiento que fuera efectiva. Traté una remesa de veinticinco ratones solo un par de veces y a distancia, y muy pocos de ellos fallecieron. En cualquier caso, estamos hablando de muertes predecibles, puesto que se dieron entre aquellos ratones que tenían los tumores más grandes.

4. Cuanto más agresivo es un cáncer, más rápidamente remite. Tratando a seres humanos, he descubierto que los cánceres agresivos, como los blastomas, remiten con más rapidez que los cánceres de desarrollo lento, como el de próstata. Esto se corresponde con las evidencias de laboratorio obtenidas en el tratamiento de ratones. Dado que los ratones inoculados con cáncer de mama tienen una esperanza de vida de solo catorce a veintisiete días, en contraposición a los cuarenta y cinco a cincuenta días del sarcoma, doy por sentado que el de mamá es más agresivo. En todos mis experimentos, este último remitió con mayor rapidez.

5. El cáncer remite a ráfagas. Mis observaciones en general, tanto en el tratamiento de seres humanos como de ratones, indican que los períodos en que parecía no ocurrir nada venían seguidos por cambios espectaculares. Esto parece estar apoyado por mis experimentos con geomagnetómetros situados en las proximidades de las jaulas de los ratones: las oscilaciones de entre 20 y 30 Hz se ralentizaban súbitamente, a intervalos impredecibles, hasta los 8 o 9 Hz y, posteriormente, hasta 1 Hz. De forma similar, los experimentos con EEG realizados conmigo mostraron un repentino y anómalo cambio de pulsaciones en el rango de los 8 Hz. Aunque identificar estos picos repentinos con la sanación exigiría un salto de fe, los hallazgos resultan sugerentes.

6. Algunos tipos de energía sanadora pueden no ser compatibles con determinados procedimientos médicos convencionales. Cuando mis tratamientos de cáncer pudieron discurrir hasta su plena conclusión, mis únicos fracasos clínicos tuvieron lugar con pacientes que habían recibido radio o quimioterapia. Esto apoyaría mis sensaciones subjetivas, y las de Ben, de que los sistemas de energía de estos pacientes habían sido mermados hasta más allá de nuestra capacidad para devolverles la salud. Mi suposición es que los tratamientos con las manos potencian el sistema inmunológico, a diferencia de la quimioterapia y las radiaciones, que inevitablemente matan tanto células sanas como cancerosas.

Aunque debo advertir, una vez más, que he relacionado estas proposiciones en orden decreciente de certidumbre, no tengo ninguna duda acerca de la primera proposición. La energía sanadora *es* una realidad. Como consecuencia de ello, son muchas las preguntas que deberían explorarse sistemáticamente en instalaciones adecuadas, en laboratorios, con personal cualificado y con una financiación estable.

Estas son algunas de esas preguntas:

- ➤ ¿Cuántos tratamientos son necesarios para generar una remisión? ¿Qué es mejor, muchos tratamientos breves o unos pocos prolongados?
- ➤ ¿De qué modo responden los distintos tipos de cáncer a los mismos tratamientos?
- ➤ Si las remisiones se pueden producir a distancia, ¿variará la tasa de remisión con la distancia? Algunos investigadores psíquicos afirman que la distancia es irrelevante en todos los fenómenos psíquicos, y mi experiencia clínica concuerda con esta afirmación.
- ➤ ¿Se incrementan los efectos positivos del tratamiento energético cuando existen múltiples sanadores? En este caso no existe consenso.
- ➤ Si se irradia a un animal de laboratorio, ¿serán efectivos los tratamientos energéticos?
- ➤ ¿Pueden los efectos del tratamiento almacenarse en determinados materiales para transferirlos luego al organismo? Si es así, ¿qué materiales funcionan mejor? En los vanguardistas trabajos de Grad en la Universidad McGill, este investigador descubrió que el sanador Oskar Estebany podía transferir los efectos curativos al agua y el algodón. Mis experimentos en la Universidad de Connecticut con el agua y mi

trabajo clínico con el algodón parecen verificar estos hallazgos.

> ¿Existen materiales que bloqueen los efectos curativos? La respuesta a estas preguntas podría arrojar luz sobre las propiedades fundamentales de la sanación.
> ¿Se puede detectar y medir la energía sanadora? Muchas afirmaciones se han hecho a lo largo de décadas sobre una «energía sutil» mensurable, pero ninguna ha obtenido una aceptación generalizada.
> ¿Puede generar inmunidad el tratamiento con las manos previo a la aparición del cáncer? Mi suposición es que no puede hacerlo, porque la energía curativa responde a las necesidades presentes de un organismo.
> ¿Se puede heredar la inmunidad? ¿Un organismo que ha sido curado es capaz de transmitir algún tipo de resistencia a generaciones posteriores?
> ¿Puede la transfusión de sangre de un organismo que ha conseguido una remisión generar remisiones en otro organismo no tratado? Si es así, ¿se podría lograr una vacuna a partir de esa sangre capaz de generar remisiones en otro organismo? ¡Esta podría ser la pregunta del millón!

El cardiólogo neoyorquino Mehmet Oz prevé que la sanación energética, ampliamente difundida en Oriente, se convertirá en la vanguardia de la medicina occidental. Como él mismo señala, en tanto que los sistemas financieros y la fabricación son globales, la medicina sigue siendo nacional y local.

Esta observación sugiere que la atención sanitaria está más controlada por la tradición y la política que por los datos científicos. Como me ha confesado más de un médico tras participar en alguno de mis talleres: «Si introduzco la sanación energética en mi consulta, puedo perder mi licencia profesional». Fuertes restricciones acosan a los médicos en Nueva York, mientras que en Arizona el campo está mucho más abierto. ¿Hasta qué punto es eso científico?

Este cerrojo impuesto desde las alturas limita también las investigaciones. Es más difícil para mí conseguir financiación, laboratorios y animales experimentales que para otros investigadores que ponen a prueba fármacos, a pesar de mis éxitos y del hecho evidente de que la sanación con las manos es más fácil con los animales.

Todos los campos de la ciencia —la física, la química, la biología— protegen su ortodoxia encarnizadamente. Cualquier hallazgo que no encaje en su sistema de creencias se descarta como no existente. Y, en el mundo de la medicina, esta actitud se agrava por los intereses de la industria farmacéutica. Afortunadamente, esta actitud parece ir debilitándose debido a las sucesivas retiradas de medicamentos de los mercados, a los imprevistos efectos secundarios, a las falsedades y a que sus favorables resultados están excesivamente ligados al dinero con que las empresas farmacéuticas financian los experimentos.

Soy consciente, cómo no, de que existen problemas legítimos a la hora de aceptar la sanación energética. El primer obstáculo es lo que yo llamo el efecto alucine: la idea de curar el cáncer con las manos es demasiado bonita para ser cierta. Puedo entenderlo. Un físico amigo mío está trabajando en un sistema que, según él, superará la segunda ley de la termodinámica y generará cantidades inagotables de energía no contaminante. Esto me *alucina*; pero me alucina tanto si lo consigue como si no. La mayor parte de los grandes descubrimientos científicos volvieron boca abajo sus respectivos campos de conocimiento; a pesar de ello, los que están dentro del campo normalmente ignoran las anomalías, hasta que llega un momento en que no las pueden ignorar.

Y la misma actitud impera en lo relativo a capacidades inusuales. Si una persona es capaz de obtener al instante la raíz cuadrada de un número de siete cifras, o de interpretar una compleja composición musical después de escucharla solo una vez, a esa persona habría que ponerla en el centro del escenario para estudiarla, no para convertirla en una atracción de feria. ¿Cómo consigue hacer algo tan sorprendente? ¿Por qué los demás no somos capaces de hacerlo? ¿Podemos averiguar cómo lo lleva a cabo a fin de aplicarlo científicamente?

Si Ben podía sanar con las manos, ¿por qué no puede hacerlo todo el mundo? ¿Es factible analizar esta habilidad para enseñársela a los demás? ¿Podemos aprovechar esas propiedades curativas y convertirlas en una vacuna?

El segundo problema con la sanación energética, un problema obvio, estriba en determinar quién está cualificado para su práctica y quién no. Actualmente, cualquiera puede declararse sanador, tanto si tiene una capacidad genuina para ello como si es un fraude o si se está engañando a sí mismo.

Me gustaría que se desarrollaran pruebas que pudieran demostrar que *algo* relevante está sucediendo cuando se supone que está teniendo lugar la sanación. Por ejemplo, tras sostener un vaso de agua durante un par de minutos, un químico amigo mío confirmó que la oxigenación del agua se había incrementado en un 25%. Sometió a esta misma prueba a otros sanadores, y también se incrementó el nivel de oxígeno en el agua, pero solo en un 1%. ¿Tiene esto algo que ver con la sanación? El campo sigue siendo misterioso.

Demasiadas preguntas... Espero que en los próximos años encontremos algunas respuestas a todo esto.

18

LLEGANDO A LA FUENTE

*Sospecho que el universo no solo es más extraño de lo que creemos,
sino que es más extraño aún de lo que podamos llegar a creer.*

J. B. S. HALDANE,
genetista y biólogo evolutivo británico

Tres videntes me han dicho lo mismo: «Tú has alcanzado la energía de la Fuente». Aunque no sé lo que eso significa, en ocasiones siento que viajo hasta un lugar en el cual dispongo de un suministro infinito de cuanto preciso para sanar. Mi mente va más allá de las imágenes de mis ciclos y de la vida que describen hasta llegar a la superconciencia y a una sensación de inteligencia superior, y luego más allá, hasta la paz y la Nada, hasta un lugar de potencial puro, donde todas las posibilidades existen al mismo tiempo. Cuanto más me elevo, menos siento. La Fuente no hace nada. Simplemente, es.

La mejor manera que he encontrado para describir esa Nada que lo contiene Todo es a través de la metáfora de la luz blanca. Los físicos dicen que la luz blanca contiene en sí todos los demás colores. Cuando vemos el rojo, el verde o el amarillo, eso es una extracción del blanco. Para hacer sus cuadros, Picasso extraía lo que necesitaba del blanco. Extrae otra combinación y conseguirás un Jackson Pollock o un Da Vinci. Si dominas el blanco, habrás dominado todos los colores.

Quizás, al alcanzar la Fuente, puedo dar a mis pacientes lo que necesitan para sanar, porque la Fuente ofrece un número infinito de existencias simultáneas, trascendiendo el tiempo y el espacio. Tal vez haya un lugar donde te lastimaste un dedo y un lugar donde no; es posible que exista un lugar donde el dedo sana y un lugar donde no. Es probable que estos lugares estén muy cerca unos de otros, de modo que, si actuamos con rapidez, antes de que tu pensamiento tenga la ocasión de endurecerse en torno a una realidad negativa, quizás podamos hacer que todo vuelva a un tiempo en que el dedo no estaba lastimado. Con la creencia negativa no haces más que cerrarte a posibilidades que quizás no supieras que existían. Lo que intento es que te abras a un espectro más amplio de alternativas.

Con aquellas enfermedades que se desarrollan lentamente, como algunos cánceres, el trabajo puede consistir en revertir la enfermedad a través de una serie de existencias durante las cuales el cáncer se reduce hasta la no existencia. Quizás esto sea moverse hacia delante en el tiempo; quizás sea moverse hacia atrás; porque, dentro de la Fuente, no existe distinción entre presente, pasado y futuro.

La conciencia no tiene plural.* Eso bien puede ser sabiduría instintiva que hemos incorporado al lenguaje y que

---

* Nota del traductor: *consciousness*, la palabra inglesa que traducimos como «conciencia», no tiene plural en este idioma.

reflejaría la constatación de que toda conciencia está conectada. Cuando estoy tratando, lo que yo veo como mi conciencia y lo que tú ves como la tuya quizás estén viajando a través de existencias conjuntas y concurrentes. Si la mía es una viajera experimentada, tal vez pueda darle un codazo a la tuya para introducirla en un lugar donde tu cuerpo prefiera estar, un lugar donde vives y no mueres. Probablemente pienses que estoy cambiando algo físico en ti del modo en que lo haría un médico, pero quizás mejores porque te he llevado al lugar correcto, como el que lleva a un paciente asmático a una ciudad con un clima más favorable para su enfermedad.

Muchas personas anhelan esa elusiva sensación de totalidad que alcanzan a tocar fugazmente alguna vez merced a grandes experiencias, como el nacimiento, la muerte, el amor y la invención artística o científica. Pero esos momentos pueden llegar también inesperadamente mediante un acontecimiento en apariencia mundano, como contemplar un hermoso valle, atisbar un pájaro exótico a través de la espesura o ver a los niños jugar. Quizás estos momentos brotan de nuestro conocimiento intuitivo de que somos parte de algo mucho más grande que nosotros mismos. Quizás toda la creación, tal como la conocemos, surge de una totalidad a la que he decidido denominar la Fuente. Del mismo modo que la perfección artística podría implicar reunir todas las grandes pinturas del mundo y devolverlas a la luz blanca, quizás alcanzar la Fuente destruya la creación en ese instante para esa persona.

Recientemente he estado profundizando en el budismo y, claro está, he encontrado paralelismos entre mis reflexiones, a las que he llegado de forma inocente e independiente, y el concepto de nirvana que ofrece Buda. Conozco a un monje que se ha pasado los últimos veinte años meditando diecinueve horas al día, durmiendo cuatro horas y dedicando una a comer. Va por ahí con una amplia sonrisa en el rostro, aparentemente contento y feliz; pero esa no es la vida que yo elegiría, aun en el caso de que pudiera alcanzarla. Me gusta lo que conozco de la creación. No tengo ningún deseo de devolverla a la Nada ni de reabsorber todos los colores en el blanco. Preferiría comprender el funcionamiento del mundo que ahora disfrutamos, y que para mí se reduce a menudo a la curación.

Del mismo modo que especulo con que la creación pueda surgir de la perfección de la Nada, contemplo la enfermedad como parte de la salud perfecta. Creo que me siento atraído inconscientemente hacia la necesidad física de la otra persona y que, de algún modo, soy capaz de ofrecerle lo que precisa. En lugar de viajar adelante o atrás en el tiempo, quizás soy capaz de acceder a algún tipo de energía, inteligencia, conciencia o información universal que se encuentra más allá de mi percepción. Soy incapaz de describir todo esto de manera más clara. ¡Posiblemente, sea ese el motivo por el cual existen los poetas! De lo que sí estoy seguro, por mi experiencia personal, es que este tipo de sanación es un sistema natural, que no tiene nada de mágico, y ese es el motivo también de que no sea perfecto. A veces puedo ayudar, a veces no. Lo que intento hacer es ofrecer a los pacientes todo el espectro —metafóricamente, la luz blanca— con la esperanza de que puedan extraer de él lo que necesitan para recobrar la salud. Y eso no tiene nada que ver con la idea de que soy yo quien los cura, aunque el hábito me lleve a expresarlo así. Ese es también el motivo por el cual siempre me sorprendo cuando un paciente me da las gracias por devolverle la salud. Si bien eran mis manos las que se movían a su alrededor, nunca tengo la sensación de ser el sanador.

Ciclar es un duro trabajo, pero alcanzar la Fuente no lo es. Piensa en esa otra forma de hacer ciclos, pedalear sobre una bicicleta hasta la cima de una colina empinada y, luego, dejarse caer, dejarse llevar... rendirse. Entonces, ya no haces nada. Simplemente, te dejas llevar.

Tengo la esperanza de que todas aquellas personas que lean este libro obtengan de él una idea más amplia de los recursos que ofrece el universo, junto con una conciencia mayor de su propio potencial para atraer la abundancia, no solo para la sanación, sino en todos los aspectos de la vida. Las posibilidades son infinitas. Las limitaciones las ponemos nosotros. Nada de fe, nada de creencias; simplemente, confiar.

¿SE PUEDE APRENDER A SANAR CON LAS MANOS?

Estoy convencido de que la ciencia médica no solo no tiene la última palabra, pues ni siquiera ha tenido la primera palabra en el modo en que opera el mundo, especialmente allí donde la mente está involucrada.

LARRY DOSSEY,
médico y escritor estadounidense

Tras mi segundo experimento con ratones me llegué a convencer de que la sanación con las manos se podía enseñar. ¿Acaso no había conseguido que cuatro personas, todas ellas escépticas, curaran el cáncer con solo seis semanas de clases? Posteriormente, cuando descubrí el vínculo por resonancia, supe que las cosas no estaban tan claras. Sólo con que uno de mis reclutas pudiera sanar, esa persona podía haber sido la que curara a todos los ratones. O, peor aún en cuanto a las posibilidades de enseñanza, ¿no habría sido yo mismo quien sanara accidentalmente y a distancia a los ratones?

Nadie enseñó a Ben. Su talento no solo emergió de forma espontánea, sino que incluso en un principio, su único deseo era liberarse de él. Luego, con los años, aprendió mediante ensayo y error a desarrollarlo y controlarlo. ¿Me enseñó Ben a mí? ¿Adquirí mis capacidades a través de la observación y por ósmosis, o me sentí atraído hacia él porque yo ya sabía, inconscientemente, que poseía el talento? ¿Qué efectos, si es que tienen alguno, tuvieron los ciclos en mis capacidades? ¿Podría utilizar este método para enseñar a los demás? Y ¿podrían ellos enseñárselo a su vez a otra generación de sanadores?

Las evidencias teóricas eran potentes. La sanación con las manos ha emergido de forma independiente como tradición en la mayoría de las culturas, incluso en la occidental, a pesar de haber sido severamente reprimida durante los últimos trescientos años. Si la sanación es un talento, como el musical o el artístico, el estadístico que hay en mí sabe que es razonable suponer que ese talento se distribuye regularmente de una manera u otra en cualquier población. Aunque un Mozart o un Da Vinci pueden ser casos raros, toda sociedad genera probablemente un número significativo de personas con talento que podrían potenciar sus habilidades a través del aprendizaje, el modelado, el estímulo y la orientación. Y, aunque quizás sea imposible siquiera determinar si un instructor genera la habilidad o simplemente la atrae, el resultado será potencialmente el mismo: un grupo de sanadores emerge donde no existía antes tal grupo.

¿QUIÉN PUEDE CONVERTIRSE EN SANADOR?

En las sociedades tribales, el papel del chamán solía ser hereditario, lo que daba a entender que el talento se podía heredar. En ocasiones, se seleccionaban aprendices entre aquellos niños o jóvenes que tenían algún tipo de ataque o rapto, un trastorno que, aún hoy, se suele relacionar con las experiencias paranormales. Otras veces, esos aprendices tenían que superar terribles experiencias, incluso con riesgo para su vida, y probablemente se les requería que entrasen en un prolongado estado alterado de conciencia con el fin de sobrevivir.

En la cultura occidental, Jesús sigue siendo el principal modelo de sanador con las manos, lo cual da a entender que esa capacidad es consecuencia de una conciencia sabia, compasiva y muy evolucionada. No podríamos decir lo mismo de Ben, quien, a pesar de todo, fue un Mozart de la sanación. Era irritable, temperamental, dictatorial y muy duro con aquellos que le rodeaban. De hecho, su principal punto fuerte como sanador quizás fuera su galopante arrogancia. Él mismo se declaraba un megalómano, y creía que era más listo que cualquier otra persona. Como un niño, creía no tener limitaciones, de modo que, si existía alguien capaz de sanar, seguro que él podría hacerlo mejor. Nunca se sintió amenazado por la aparente superioridad de otra persona; fuera un físico nuclear o un niño limpiabotas, para él todos eran iguales.

También tenía una inusual habilidad para quitarse de en medio. Su broma de que era de Alfa Centauro llevaba en sí algo de razón, porque le permitía distanciarse de cualquier compromiso real en este mundo. Era un forastero, un turista que podía observarlo todo sin ligarse al resultado de sus acciones. Y, al mismo tiempo, tenía una conexión profunda e innegable con una especie de sabiduría que, con el tiempo, opté por denominar la Fuente. También veía el cuadro completo de las cosas con mucha mayor claridad y más rapidez de lo que podía verlo yo. Mientras yo aún estaba alucinado con la sanación, él ya estaba anticipando el aburrimiento, el rechazo y el más amplio surtido de la obcecación humana, todo ello realidades que yo aún tendría que aprender.

Analizar mis propias cualificaciones como sanador es bastante más difícil, dado que no sé si tenía ya una habilidad natural para ello o lo aprendí todo de Ben. Se me da bien hacer muchas cosas a la vez. Puedo estar muy presente con una persona en un lugar y, al mismo tiempo, estar en otro lugar completamente distinto; esta es una habilidad que se ha reforzado con el ciclado. Cuando estoy sanando es casi como si tuviera una personalidad escindida. ¡Es muy probable que encuentres un diagnóstico de mi caso en el manual de trastornos mentales de la Asociación Psiquiátrica Americana! También estoy muy motivado. Si me comprometo a algo, lo doy todo y durante todo el tiempo que haga falta.

Creo que es importante que el sanador sea una persona cariñosa. Cuando estaba en la facultad, durante la guerra de Vietnam, tenía en mi mesa de trabajo aquella famosa foto de la niña que corría desnuda huyendo de las bombas de napalm. Me quedaba mirándola fijamente, y luego bajaba la cabeza intentando encontrarle sentido. Después, me levantaba, caminaba un poco por la casa y volvía a someterme de nuevo al mismo proceso. Aquella época la recuerdo como una locura. Nunca he sido capaz de comprender la violencia, ni siquiera la mezquindad deliberada. De modo que, sí, creo que soy sensible a los sentimientos de los demás, a pesar de haber hecho también mis estupideces. Supongo que esa sensibilidad es una cualidad útil.

Cuando organizaba mis experimentos con ratones, elegía conscientemente a personas escépticas e inteligentes que estuvieran motivadas hacia el éxito. Después de los experimentos, le entregaba a cada voluntario un cuestionario con preguntas de amplio espectro sobre estilo de vida y experiencia. No emergían patrones; el campo quedaba muy abierto.

Ben no obraba milagros, y yo tampoco. Y si ambos fuimos capaces de efectuar curaciones, debe de ser porque en ello tiene que haber implicado algún principio científico aún no descubierto. Mi organismo sabe cómo digerir una manzana, aunque yo no sepa cómo lo sabe. Y lo mismo ocurre con la energía curativa. No te puedo decir cómo funciona el proceso, pero sí describir las técnicas que fueron surgiendo con nuestros años de práctica.

Recuerda, lo que te estoy ofreciendo aquí es el equivalente a una partitura musical. Lo bien o mal que la interpretes está más allá de mis capacidades de predicción o control, y probablemente también de las tuyas.

¿POR QUÉ LA LISTA?

Ben y yo no diseñamos este método de la noche a la mañana; no nos pusimos a ello un lunes y lo tuvimos listo para su uso el miércoles. Durante años le estuve acribillando a preguntas con la esperanza de encontrar la manera de reproducir sus experiencias. ¿Qué ocurría dentro de su cerebro cuando estaba sanando? ¿Qué sentía en las manos? Entre discusiones sobre carreras de caballos, astronomía, política o eligiendo pizzas, desarrollamos lo que empezaba a parecer un proceso.

La lista surgió cuando nos dimos cuenta de que era necesario distraer la atención, tanto del sanador como del paciente, para que la conciencia no interfiriera en el nivel inconsciente, que es donde creíamos que tenía lugar la verdadera sanación. El cerebro humano tiene dos mitades, una racional, analítica y lineal, y otra más intuitiva y holística. Mientras que los médicos están entrenados para trabajar con el hemisferio izquierdo del cerebro —analizando datos, haciendo diagnósticos y recetando fármacos—, la energía curativa depende probablemente más de las funciones no verbales e intuitivas del hemisferio derecho.

En los años setenta, los investigadores de las relaciones entre el cuerpo y la mente estaban comenzando a experimentar con la visualización a fin de prolongar y mejorar la vida de sus pacientes de cáncer. Esto nos sugirió la utilización de imágenes, no para aliviar los síntomas sino, simplemente, como método para distraer al ego, permitiendo que la energía generara una curación completa.

El hecho de que la lista debiera ser egoísta nos pareció obvio a Ben y a mí. Si le pides a un sanador voluntario una lista de deseos, lo más probable es que incluya todo tipo de aspiraciones altruistas para su familia, para sus amigos o incluso la paz mundial. Ben y yo dudábamos de que esa falta de interés en uno mismo pudiera mantenerse en el tiempo sin acumular algún tipo de resentimiento. Y esto no es cinismo. Es, simplemente, el reconocimiento de lo que somos como especie. El autosacrificio suele llevar consigo una agenda muy complicada. Desde nuestro punto de vista, la sanación debía hacerse como un favor a uno mismo, y no a la otra persona porque satisface una necesidad en el sanador. También llegamos a la conclusión, a partir de la peculiaridad de nuestros pacientes, de que uno no puede suponer lo que otra persona quiere, aunque parezca evidente. En lugar de eso, optamos por alimentar el ego con todo aquello que anhelaba en privado a fin de apartarlo del camino —algo parecido a lanzarle filetes a un perro guardián hasta que se harte.

Ben y yo decidimos que la lista debía contener al menos veinte elementos. Ese número es arbitrario. ¿Cuántos radios debe tener la rueda de una carreta? ¡Pues los suficientes como para que no deje de girar! Añade más elementos si lo deseas, pero no han de ser menos de veinte. Eso es para impedir que el ego se quede dormido en un sueño narcisista sobre deseos personales. Eso no es ciclar.

A Ben y a mí siempre nos sorprendió lo difícil que le resultaba a la gente buscar veinte deseos. El impulso habitual es el de ser genérico: salud, riqueza, relaciones felices... Si miras a fondo este tipo de respuestas, descubrirás un deseo por parte de la persona que hace la lista de controlar su propio universo. Por otra parte, poner la salud y la riqueza en la lista supone que careces de ambas cosas, lo cual significa que emites una idea negativa. Ese es el motivo por el cual insistíamos en que todos los elementos fueran específicos, y que quien hacía la lista eliminara con el tiempo aquellos deseos que iba satisfaciendo.

Ben y yo la inventamos como herramienta para ciclar, de ahí que nos sorprendiéramos mucho cuando la lista comenzó a tomar vida propia. Al menos anecdóticamente, la gente afirmaba estar generando lo que deseaba de maneras misteriosas, dando a entender que la realidad se ajustaba a sus deseos conscientes. Una mujer, anteriormente escéptica, se me quejó enfurecida en cierta ocasión por haber conseguido casi todo lo que había puesto en la lista al cabo de un mes, todo ello a través de coincidencias que se le antojaban inquietantes. ¡Ahí estaba de nuevo la misma respuesta furiosa y anómala que recibíamos tras sanar a alguien! La salud y la atribución de poder traen consigo responsabilidades, al igual que otros tipos de talento. Imagina lo que debe de ser despertarse cada mañana siendo un personaje famoso del deporte o de la canción. Tienes que practicar y entrenarte constantemente, porque no te puedes permitir una mala actuación o ejecución. Tal presión debe de ser dura. Pues igual de dura es la presión de descubrir que tienes el poder de conformar tu propia realidad, si es que eso es así.

Al menos, compilar tu propia lista será un ejercicio de autoconciencia, porque suele haber una gran diferencia entre lo que crees que quieres y lo que realmente quieres. Después de imaginarte como director general de tu empresa, con todos los viajes y responsabilidades que supone, quizás tu actual empleo, con su generosa dosis de tiempo para la familia y para tus aficiones, te empiece a parecer bastante adecuado para ti. Posiblemente ese deportivo rojo de los anuncios que siempre anhelaste ya no se adapte a tu cambiante imagen de ti mismo o a tu actual estilo de vida.

Hace un año, puse en mi lista un televisor HD de pantalla plana de lo más moderno, pero cuando mi hermano me ofreció uno a un precio ridículo, no lo compré. La verdad es que casi nunca veo la televisión. Simplemente pensé, en algún lugar perdido de mi cerebro, que sería genial tener uno.

REGLAS PARA HACER LA LISTA

➤ Escribe, al menos, veinte cosas que no tengas y te gustaría tener, con independencia de cuándo o cómo se puedan hacer realidad. Añade más si lo deseas; no existe un número límite.

➤ Especifica, en la medida de lo posible, cada uno de esos elementos. Puedes incluir objetos materiales, honores, prestigio, deseos emocionales o la resolución de problemas físicos o psicológicos.

➤ Está muy bien el deseo de convertirse en campeón del mundo de tenis o recibir el Premio Nobel de la Paz; pero, junto con esos objetivos remotos, asegúrate de incluir otros más fáciles de conseguir, como un ordenador personal nuevo, así como otras cosas que pudieran suponer una sorpresa agradable, como un ascenso en el trabajo para el cual no estás en la mejor posición. Estos elementos más terrenales harán tu lista más específica y más realista para ti.

➤ Asegúrate de que todos y cada uno de los elementos son completamente personales y egoístas. Este no es un espacio para altruismos ni abstracciones.

➤ Si vas a implicar a otras personas, asegúrate de tener su permiso. Aunque no es necesario que ellas practiquen esta técnica, obtener su consentimiento debe considerarse una norma ética inquebrantable. La única excepción a esta regla se da cuando alguien no es capaz de dar su permiso, como ocurre con niños pequeños, personas en coma o animales. Pero, incluso entonces, deberás obtener el permiso de quienes se ocupan de ellos.

➤ Traduce cada elemento a una imagen visual que sugiera que el deseo ya se te ha concedido. Elige imágenes que sean fines y no medios. Por ejemplo, no te imagines con un montón de dinero. Más bien, visualiza el yate o el apartamento que te comprarías si tuvieras ese dinero. No pienses en la rodilla maltrecha que quieres sanar, sino imagínate jugando al tenis o haciendo cualquier otra cosa que, de otro modo, no podrías hacer. No pienses en modos y medios. Aférrate a cada imagen como si fuera ya una realidad.

> Dedica al menos cinco minutos a cada imagen. Entra en ella con todos tus sentidos para convertirla en una realidad presente en tu vida. Graba eso en tu cerebro.

> Es aconsejable que le des a cada imagen un nombre, compuesto por una sola palabra, a fin de implicar también la parte verbal de tu cerebro.

> Una vez hayas hecho la lista, considera que todos los elementos son iguales. Es decir, el deseo de un ordenador nuevo no es más ni menos importante que imaginarte como director de tu empresa o campeón del mundo de tenis.

> Revisa de arriba abajo tu lista para comprobar que has cumplido con todas estas reglas.

> Considera la lista como algo dinámico. Revísala al menos cada semana para ver si sigue reflejando tus actuales deseos y preocupaciones.

> Tan pronto como se haya hecho realidad un deseo, sácalo de la lista, pues de otro modo estarías expresando un temor inconsciente a perder lo que ya tienes. Si dejas de querer algo, reemplázalo por otra cosa que desees.

¿POR QUÉ CICLAR?

Cuando interrogaba a Ben respecto a la sanación, él solía dar respuestas que no controlaba de forma consciente. Por ejemplo, al principio, cuando le preguntaba si estaba induciendo ondas cerebrales lentas (ondas alfa o theta), asociadas normalmente a los estados alterados de la conciencia, me repetía: «No, no, más rápido, más rápido». Ha sido recientemente cuando me he enterado de que los monjes budistas y los yoguis aceleran su actividad cerebral durante la meditación, en lugar de reducirla; esta información era completamente desconocida en Occidente durante los años setenta. Es decir, Ben y yo nos dejábamos llevar ciegamente por el instinto.

Ben sugirió en otro momento que, para estimular esta práctica, había que utilizar las emociones. Ambos terminamos coincidiendo en que la emoción es una energía, *e-motion*, «movimiento», como Wilhelm Reich había indicado ya. Una vez más, estábamos siguiendo el instinto, en lugar de la razón.

Aunque todo sentimiento se puede valorar como positivo o negativo en función de las circunstancias, nosotros considerábamos la emoción como algo neutral si se utilizaba como combustible psicológico. Por tanto, carecía de importancia si el ciclado se vinculaba a la ira o a la alegría. Aunque yo, personalmente, opto por lo positivo, he conocido a muchas personas que prefieren ciclar mientras experimentan emociones negativas como técnica de desplazamiento, mientras que disfrutan de las emociones positivas, durante las cuales prefieren no ciclar. Dado que lo que la técnica te exige es que cabalgues la emoción, en lugar de reemplazarla, esta diferenciación entre positivo y negativo probablemente se disipe cuando te familiarices con la multitarea.

¿Cuánto tiempo lleva aprender a ciclar? Ciclar no es un lugar al que tengas que llegar. Es un proceso. Nunca llegas a estar «allí». Es como jugar al tenis: siempre estás intentando mejorar. Aun en el caso de que te conviertas en campeón del mundo, todavía puedes mejorar tu juego, en tanto en cuanto no ganes todos los golpes, todos los partidos, todos los días.

Los hiperciclos se convirtieron casi en un juego para Ben y para mí cuando tratábamos juntos a un paciente, a cuatro manos. Si yo aceleraba mis ciclos de repente, Ben me lanzaba una mirada de complicidad. Nos retábamos el uno al otro como en un partido de *ping-pong*, ciclando cada vez más rápido hasta que alguno de nuestros pacientes más sensibles comentaba estar notando un incremento en el flujo de energía.

Actualmente, la aceleración del flujo es un elemento permanente de mi repertorio de tratamientos, tanto para incrementar la energía cuando lo necesito como para no aburrirme. Cuando alguien me pregunta cómo lo hago, respondo: «¿Cómo decide alguien caminar más rápido?». Lo intentas, enviando simplemente un mensaje a tu cerebro; sin embargo, del mismo modo que no puedes batir un récord de velocidad sin práctica, tampoco vas a poder hiperciclar con la mera intención.

El hecho de que Ben acelerara las ondas cerebrales en lugar de ralentizarlas cuando sanaba había quedado demostrado décadas atrás en la Sociedad Americana de Investigaciones Psíquicas, aunque los investigadores de esta entidad atribuyeron los resultados a un mal funcionamiento del aparato. En aquella época se creía que las ondas cerebrales con las frecuencias más altas eran las beta (30 Hz). Hoy en día se han llegado a registrar las ondas gamma (40 Hz), así como las hipergamma, lambda y épsilon, con frecuencias cercanas a los 200 Hz. En estos rangos superiores de actividad cerebral, todas las ondas parecen armonizarse. Esto confirma de nuevo las pruebas que le hicieron a Ben entonces, en las cuales las ondas rápidas y lentas llegaban a registrarse simultáneamente. ¡Otro resultado que se atribuyó a un mal funcionamiento del aparato!

Aunque Ben y yo inventamos los ciclos como medio para conseguir un fin, con el tiempo he llegado a sospechar que los ciclos podrían crear cambios positivos a largo plazo, tanto psicológicos como fisiológicos, del mismo modo que ocurre con la meditación. Algunas de las personas que practican los ciclos aseguran que ello les permite reducir la tensión e incrementar los sentimientos de optimismo. Incluso, ha habido terapeutas y psiquiatras que me han comentado que los pacientes a quienes les han enseñado a ciclar se concentran y responden mejor a las pruebas físicas y mentales.

Esto, combinado con mi propia experiencia en las pruebas de IRMf y de electroencefalogramas, me ha llevado al convencimiento de que ciclar puede ser un fenómeno que bien valdría la pena investigar, aparte de su utilización en la sanación; y esto es algo que no esperaba encontrar hace años. Lo que sé ahora es que los científicos que me han investigado no consideran que mi cerebro sea normal, y quizás eso sea una consecuencia del ciclado. Si esto fuera un efecto reproducible, ¡puede que todo aquel que utilice mi método termine convirtiéndose en otro alienígena!

REGLAS PARA EL CICLADO

1. Organiza los elementos de tu lista de tal manera que puedas memorizarlos. Por ejemplo, agrupa todos aquellos que tengan que ver con tu casa, seguidos por los que guarden relación con actividades al aire libre, con el trabajo, las relaciones personales, viajes, etc. Otra manera de hacerlo es poniendo en orden alfabético las palabras que has vinculado a cada imagen, o agrupando los elementos en grupos de cinco. Utiliza cualquier ayuda para memorizar que te resulte útil, salvo vincular los objetivos mediante una línea argumental o una historia.

2. Recorre los elementos de tu lista de uno en uno, visualizando cada uno de ellos durante uno o dos segundos, utilizando tu copia escrita como apuntes.

3. Recorre los elementos hasta que se graben de tal modo en tu mente que puedas revisarlos hacia delante, hacia atrás o al azar. Recuerda que no has de relacionarlos entre sí, lo cual significa que ha de llegar un momento en que no necesites utilizar las ayudas de memoria que utilizaste para entrenarte.

4. Comienza ciclando las imágenes a razón de una por segundo; luego, dos por segundo, y sigue acelerando hasta que seas capaz de verlas todas en un solo segundo. Quizás te ayude tamborilear con el dedo para marcarte el ritmo, o bien puedes usar un cronómetro o un metrónomo.

5. A medida que aceleres, verás que las imágenes se desdibujan y pierden su contenido emocional o sensorial. Puedes visualizarlas pasando como si fueran

las cartas de una baraja, o dando vueltas alrededor como si fuera un bucle de diapositivas que estuviera plasmando un proyector imaginario. A una de mis alumnas le gusta visualizarlas como en un ocho tumbado, algo que está bien, puesto que es el símbolo del infinito.

6. De vez en cuando, deja que alguna de las imágenes aparezca en tu conciencia para asegurarte de que sigues ciclando. Dado que se trata de un proceso aleatorio, no debería volver a aparecer la misma imagen. Una vez hayas automatizado la técnica, sigue practicando cada vez que experimentes una emoción, sea positiva o negativa, cuanto más intensa mejor. No intentes reemplazar la emoción. Piensa que tus sentimientos son el combustible de la multitarea. Recuerda, la multitarea es algo que los seres humanos hacemos a todas horas. Cuando un niño aprende a caminar, cada paso supone un esfuerzo consciente; sin embargo, una vez nos hacemos adultos, caminamos, hablamos, respiramos, observamos y escuchamos simultáneamente sin ninguna dificultad. Al principio, ciclar puede requerir un gran esfuerzo, pero cuanto más lo practicas, más natural se vuelve. Sabrás que estás dominando la técnica cuando te descubras ciclando mientras experimentas una emoción sin tener que provocarlo. No esperes que esto ocurra de la noche a la mañana, del mismo modo que no esperarías competir en Wimbledon después de un par de lecciones de tenis.

7. Hipercicla de vez en cuando para poner en marcha el flujo de energía. Esto lo has de hacer con la intención. Luego, apártate de en medio y deja que el proceso siga su curso.

SOLO TÚ: CÓMO PRACTICAR LOS CICLOS UNA SOLA PERSONA

He descubierto que para la gente suele ser más fácil ciclar si comienza con una meditación. Esto es como decelerar un automóvil hasta los 35 kilómetros por hora y luego acelerarlo hasta los 160. Tus ondas cerebrales se ralentizan y se aceleran muchas veces al cabo del día, y sin embargo se trata de un proceso inconsciente. Este ejercicio te ayuda a hacerte consciente de esos cambios y a controlarlos, con el fin de utilizar tu potencia cerebral de un modo más concentrado y eficiente.

Una buena manera de ralentizar el cerebro es reducir el ritmo de la respiración.

1. Búscate un lugar silencioso y confortable donde no te vayan a interrumpir, y ten a la vista un reloj con segundero.

2. Inspira mientras cuentas hasta cuatro, aguanta el aire hasta contar cuatro de nuevo y espira contando también hasta cuatro. Con la práctica, quizás te apetezca incrementar la cuenta hasta seis u ocho. Haz esto entre cinco y diez minutos.

3. Comienza a ciclar, lentamente al principio, y luego aumenta la velocidad. Es aquí donde te va a resultar útil el segundero del reloj. Si te das cuenta de pronto de que tu pensamiento se desvía, tráelo de vuelta a la tarea que tienes entre manos, pero sin juzgarte

por ello. Si te aburres, te frustras o te impacientas, utiliza ese sentimiento para ciclar.

4. Decelera tus ciclos de vez en cuando, y luego acelera de nuevo hasta que hipercicles. Ve incrementando el tiempo que dedicas a ciclar, del mismo modo que harías con la meditación.

CÓMO SENTIR LA ENERGÍA

A muchos occidentales les resulta difícil creer que exista una energía invisible que la medicina occidental rara vez reconoce. Afortunadamente, muchos de nosotros nos hemos familiarizado con prácticas orientales como el yoga y la acupuntura, por lo que hemos podido experimentar sus efectos de primera mano.

Todo cuanto existe, incluso nosotros mismos, está compuesto de energía. Esto no es saber popular de la New Age; es física moderna. Los campos de energía afectan tanto a nuestros estados de ánimo como a nuestras interacciones con las personas que nos rodean. Hay individuos que son más sensibles a esta energía, en tanto que otros han de practicar, o darse permiso, para poder sentirla.

Para sentir la energía en tus manos, separa las palmas a dos o tres centímetros de distancia entre sí. Sepáralas poco a poco y luego las vuelves a acercar entre sí. Cuanto más cerca estén, con más intensidad sentirás su atracción, algo parecido a las limaduras de hierro con un imán.

PARA DOS: CÓMO PRACTICAR CON UN COMPAÑERO

Por definición, la sanación energética es una interacción entre dos organismos. Este ejercicio en diez pasos está diseñado para hacer un tratamiento con un compañero; sin embargo, si practicas con una persona voluntaria que no desea aprender la técnica, elimina simplemente los dos primeros pasos, en los que ambos exploráis la energía del otro. Por otra parte, tampoco será necesario que la persona voluntaria haga ciclos.

1. Poneos de pie, frente a frente, a una distancia de un metro.

2. Extended las manos, por las palmas, hacia el compañero. Explorad la energía entre vosotros moviendo lenta y espontáneamente las manos alrededor de la otra persona. Sed sensibles con ella. Sed conscientes de que los campos de energía están a vuestro alrededor y están vivos. Jugad con ellos y tened confianza.

3. Quien haga el papel de paciente se ha de sentar en un taburete o una silla de respaldo bajo, en tanto que quien haga de sanador deberá seguir explorando el campo de energía del paciente desde distintos ángulos y distancias. Haced esto durante unos dos minutos, mientras cicláis.

4. El sanador coloca las manos en forma de copa alrededor del cuello y los hombros del paciente, y las mantiene ahí durante diez o quince minutos, intentando captar la «sensación» del paciente. El estado mental de ambos debería ser de desapego concentrado, un oxímoron que permite describir la combinación de los opuestos de un modo instintivo o aprendido que desafía toda explicación verbal.

5. El sanador intenta sentir cómo discurre el flujo de la energía desde la mano con la que cura, a través del paciente, hasta la otra mano, para pasar después por su propio cerebro y volver de nuevo a la mano que cura, estableciendo así un circuito. Esto se va haciendo más fácil con la práctica, pero no esperes avances uniformes. A mí me gusta utilizar la mano izquierda como mano dominante, pero hay personas que prefieren la mano derecha.

6. Tanto el sanador como el paciente pueden sentir el calor procedente de las manos del primero. En mi caso, la radiación se origina en un punto más o menos central de mi palma izquierda, aunque un tanto descentrado hacia el pulgar. Tanto el sanador como el paciente pueden recibir también sensaciones de distintas partes del cuerpo: del cerebro, donde está teniendo lugar el ciclo; del plexo solar, del corazón...

7. El sanador debería intentar distanciarse del proceso para observarse a sí mismo de forma objetiva. La timidez es un obstáculo, y lo mismo ocurre si te preguntas si lo estás haciendo bien o mejor que cualquier otra persona, o si pones demasiado ego en el resultado.

8. El sanador debe seguir sus manos, dejando que se muevan libremente hacia otras partes del cuerpo del paciente, quizás hasta el plexo solar o hasta el bajo abdomen.

9. El sanador intenta sentir si sale calor de alguna parte del cuerpo del paciente. Esto puede resultar bastante obvio, como si encontraras de pronto una vela

encendida con los ojos cerrados. Estos puntos calientes indican lugares donde conviene aplicar el
tratamiento, tanto si se corresponden como si no
con la enfermedad o la lesión por la que el paciente
busca tratamiento.

10. Trata estos puntos poniendo las manos ahí.

Cuando terminéis el ejercicio, conviene que os deis mutuamente las gracias, porque el intercambio de energía es
una interacción íntima. También convendría que compara-
rais vuestras notas relativas a la experiencia. Los sanadores en
prácticas se suelen sorprender al descubrir hasta qué punto
sus «lecturas» sobre el cuerpo de alguien a quien no conocen
se corresponden con los sentimientos subjetivos de la persona acerca de su salud.

Cuando tratan o son tratados, mis alumnos suelen dar
cuenta de hormigueos, temblores, vibraciones o calor; sin
embargo, yo he tratado a pacientes y he instruido a sanadores
que no sentían nada en absoluto. La primera vez que traté a
cierto sanador, tuvo una sensación tan intensa que se llevó las
manos a la cabeza; en el segundo tratamiento, no sintió nada
en absoluto. Tengo la sospecha de que el primer tratamiento
corrigió algún desequilibrio energético existente entre él y
yo. En el segundo tratamiento, su dominio de la energía quizás estuviera ya tan cerca del mío que no quedara desequilibrio alguno que corregir.

Aunque, para los novicios, sentir intensos efectos puede resultar tranquilizador, yo no considero que esto sea un
indicio de éxito. De hecho, recientemente he descubierto
que, en ocasiones, no siento nada durante un tratamiento

en el cual el paciente da cuenta de una energía inusualmente potente. Yo compararía esto con cómo funciona un regulador de la intensidad de luz. Cuando reduces la intensidad de la luz, no utilizas en realidad menos energía. Sí que discurre menos energía hacia la luz, pero toda la energía no utilizada allí se queda y se transforma en calor en el regulador. Si tienes una bombilla de 100 vatios y reduces su intensidad a 20 vatios, estarás convirtiendo el 80% del potencial de luz en calor. Es posible que, cuando no siento nada, sea porque la energía se está convirtiendo en energía curativa de forma más eficiente.

Y, aunque a mí me resulte más satisfactorio percibir las sensaciones que recibir el informe final del paciente, eso es una cuestión particular mía, y no tiene nada que ver con la sanación.

Cuando hayáis terminado el ejercicio anterior, intercambiad vuestros puestos como sanador y paciente, y repetid el proceso.

PARA GRUPOS: CÓMO INCREMENTAR EL FLUJO DE ENERGÍA

Me gusta enseñar a grupos porque, de este modo, los alumnos pueden practicar con compañeros muy diferentes. Pero también me divierte sentir cómo se acumula la energía en una sala en la que un par de docenas de parejas están haciéndose tratamientos mutuamente. El siguiente ejercicio permite realizar esa experiencia.

1. Elegid a un líder.
2. Sentaos cómodamente y, luego, haced una meditación de cinco o diez minutos. Por ejemplo, el líder

puede hacer que el grupo imagine que va bajando por unas escaleras hasta llegar a la relajación profunda.

3. El líder da la señal para que el grupo comience a ciclar golpeteando con el dedo sobre una superficie dura, comenzando con un golpe por segundo para luego ir aumentando la velocidad durante cinco minutos, hasta que el golpeteo suene como un redoble de tambor.

4. Cuando el líder deje de tamborilear, el grupo se dividirá por parejas.

5. Frente a frente, las parejas deben percibir mutuamente sus energías, como se ha explicado previamente, durante cinco o diez minutos.

6. De vez en cuando, el líder deberá dar instrucciones a los participantes para que aceleren o reduzcan la velocidad de sus ciclos.

7. A la siguiente señal, cada pareja deberá unirse a otra pareja para formar grupos de cuatro.

8. Los miembros de estos grupos deberán percibir mutuamente sus energías durante cinco o diez minutos, mientras el líder da instrucciones, a intervalos aleatorios, para que aceleren o deceleren los ciclos.

9. A la siguiente señal, los grupos de cuatro se deberán juntar para formar grupos de ocho, y así sucesivamente hasta que todas las personas participantes formen un único grupo. La intensidad de la energía se incrementa habitualmente de forma espectacular a medida que aumenta el número de individuos en el grupo.

DISFRUTA DE UNA SANACIÓN EN GRUPO

1. Sentaos cómodamente, y luego haced una meditación de cinco o diez minutos, como anteriormente.

2. El líder señala el inicio de los ciclos tamborileando con el dedo sobre una superficie dura, a razón de un golpe por segundo para, gradualmente, acelerar durante cinco minutos y terminar con algo parecido al redoble de un tambor.

3. Cuando el líder deja de tamborilear, los participantes se reúnen en círculos de ocho personas más o menos, o bien en un único círculo, dependiendo del tamaño del grupo.

4. Mientras los miembros del círculo siguen ciclando, las personas, de una en una, por turnos, se ponen en el centro y se convierten en el foco de la energía curativa del grupo.

Por sencillos que parezcan estos ejercicios, la repetición puede generar poderosos efectos, algo parecido al modo en que una onda se convierte en una ola. Es más fácil llegar a dominar la técnica en una atmósfera relajada y divertida que en un ambiente excesivamente serio.

Claro está, estas sesiones de entrenamiento deberían ir seguidas de una práctica repetida con amigos, familiares, conocidos... con quienquiera que se ofrezca a cooperar.

¿QUÉ ES LA SENSIBILIZACIÓN?

Hay sanadores que creen poder transmitir sus capacidades curativas a través de un proceso denominado sensibilización. Un instructor que posea un talento natural o que haya dominado una técnica se la pasa a un alumno a través de una interacción personal. Se dice que el objetivo de esta interacción, cuyos detalles se suelen guardar en secreto, es el de establecer una especie de frecuencia vibratoria energética entre el instructor y el alumno. Tal iniciación es básica, por ejemplo, en la enseñanza del reiki.

Es muy probable que Ben me sensibilizara a mí de algún modo merced a nuestra estrecha asociación como sanadores. A partir de nuestra experiencia clínica, también llegamos a la convicción de que las personas a las que sanábamos adquirían temporalmente la capacidad de sanar a los demás. Supusimos que esos efectos se prolongaban entre cinco y siete días basándonos en una evidencia anecdótica: «Llegué a casa y acaricié al gato. Mi gato cojeaba, y ahora ya no cojea»; y así sucesivamente.

Lo ideal, lo que me gustaría, sería poder tratar a los alumnos con las manos para, posteriormente, instruirles para que reproduzcan el mismo efecto en los demás, no conscientemente, sino del mismo modo en que uno memoriza un buen golpe de golf y luego intenta repetir la experiencia al completo. Hay sanadores que creen que el proceso de sensibilización se puede poner en marcha mediante la intención activa, donde se incluiría también la asistencia a seminarios o la lectura de materiales de instrucción como este.

Hay grupos de sanadores que aseguran sensibilizarse y reforzarse mutuamente y de forma continua, generando así una frecuencia de grupo. Pero, aunque esto me resulta plausible personalmente, no deja de ser una especulación.

PARA NOVICIOS: EL ENTRENAMIENTO PERSONAL

Si eres nuevo en esto, quizás convendría que comenzaras con dolencias sencillas de las cuales pudieras recibir una retroalimentación inmediata, como dolores de cabeza, náuseas, dolores de espalda, etc.

LUGAR: búscate un sitio en el que tanto tú como tu paciente podáis relajaros. Hay sanadores que creen que lo mejor es un espacio acondicionado, es decir, una habitación que se supone dispone de una buena energía debido a que se utiliza repetidamente para los tratamientos. Sin embargo, del mismo modo que un espacio se puede acondicionar positivamente también se puede acondicionar negativamente. El último lugar al que debería ir una persona vulnerable es a un hospital, porque en ellos se acumula mucha negatividad. Y tengo la sensación de que puede ocurrir lo mismo en un lugar de tratamiento permanente; pero quizás se trate de algo personal y es probable que no resulte muy práctico en el caso de personas que se dedican a la sanación.

PREPARACIÓN: yo no me preparo para hacer un tratamiento, salvo en lo relativo a la intención de sanar. Incluso me desprendo de esa intención, al menos como idea consciente, en cuanto comienzo el tratamiento. En la actualidad existen muchos libros de autoayuda que hablan de cómo controlar tu propia vida a través de la intención —es decir, de cómo concentrar la intención en un foco—, pero la intención también puede ser dócil, suave, y esa es la parte del espectro con la que yo trabajo.

ATMÓSFERA: si te gustan la música y las velas, adelante; pero estoy totalmente en contra de cualquier tipo de ritual establecido. Con el tiempo, los rituales tienden a hacerse más elaborados, convirtiéndose en un fin en sí mismos y restándole vitalidad a un proceso que debería ser espontáneo. Si uno comienza siempre haciendo sonar su cuenco tibetano y escuchando el mismo cántico, estará dando a entender que todos los tratamientos son iguales, cuando de hecho cada uno de ellos es una aventura distinta. Si te sumerges para bucear hoy en el mismo momento y lugar en que buceaste ayer, quizás veas las mismas formaciones rocosas, pero todo lo demás será muy diferente: la temperatura será distinta, al igual que las corrientes y los juegos de luces y sombras; algunos organismos habrán muerto y otros habrán nacido; no te encontrarás con los mismos peces, e incluso tú tampoco serás la misma persona que ayer, con las mismas experiencias y sentimientos. Por muchas veces que trate un cáncer de mama, cada persona es única, y lo mismo se puede decir del cáncer. Sin duda, mi deseo es que el resultado sea idéntico que el de la vez anterior, es decir, la curación de la paciente, pero no tengo ningún control sobre el proceso hasta llegar ahí.

EXPECTATIVAS: a cada paciente tendrás que preguntarle qué puedes hacer por él. Hay algunos que se asustan ante esa pregunta porque piensan que deberías ser tú quien supiera eso. Otros pacientes hacen una relación de síntomas, en tanto que otros proporcionan un análisis preciso de uno o más médicos. Pero lo que yo intento descubrir es cuáles son las expectativas que tiene la persona acerca de mí y del tratamiento.

POSICIÓN: pregunta al paciente si no le resulta violento tumbarse para el tratamiento. Yo prefiero esta posición para un tratamiento genérico, porque los lugares que necesito pulsar son el plexo solar y, especialmente, el bajo abdomen, que son centros de energía con los cuales tengo una fuerte conexión. Pero si estás tratando con un extraño o con alguien que no se siente cómodo ante tanta intimidad, haz que la persona se siente en un taburete o en una silla de respaldo bajo, de tal manera que puedas tratarla a través de los hombros y el cuello.

LAS MANOS: pon las manos directamente sobre el cuerpo del paciente. A los mamíferos les gusta el contacto físico. El contacto físico relaja y, además, es el modo en que mi método funciona mejor. Si siento la necesidad o el deseo de mover las manos rápidamente para activar o sacudir la energía, lo hago a unos cuantos centímetros del cuerpo, puesto que no soy masajista. Es importante que dejes que las manos se muevan de forma instintiva y espontánea, y no permitas que el paciente te diga dónde ponerlas, puesto que se trata de un proceso inconsciente. La conciencia del paciente no conoce las respuestas más de lo que las conoces tú.

DIAGNOSTICAR: los sanadores novatos se sorprenden a menudo de su habilidad para hacer diagnósticos, algo que más tarde confirman sus pacientes. Aunque este no es un paso necesario, es algo que da confianza al sanador y que impresiona al paciente. Personalmente, yo no suelo diagnosticar. Para ello debo estar muy concentrado. Ni siquiera puedo tener música de fondo. Por otra parte, mis diagnósticos suelen surgir cuando menos consciente estoy. De pronto puedo ver imágenes fugaces que me llevan a expresar verbalmente algo de forma repentina, al igual que hacía Ben antes de que obtuviera un mayor control. En ocasiones, la gente me comenta detalles que, al parecer, yo había dicho: «Tenías razón con lo del tumor» o «Sí, tengo problemas con una válvula del corazón». Pero esto me resulta muy perturbador, ya que no suelo recordar lo que he dicho. Es posible que los diagnósticos se me dieran mejor si los trabajara más, pero no es algo que me entusiasme y no sé si es realmente relevante en la sanación o si se trata simplemente de curiosidad. Yo prefiero dejar que mis manos hagan su trabajo sin ninguna interferencia intelectual.

INDICIOS SENSORIALES: busca puntos calientes en torno al cuerpo del paciente. Sanadores de diferentes escuelas suelen coincidir en que estos puntos son lugares que precisan tratamiento. Confía en tus manos, aun cuando los lugares a los que te lleven no se correspondan con las zonas de dolor o con la enfermedad indicada por los pacientes. Cuando siento un haz de calor que procede del cuerpo de una persona, conecto ese haz con la palma de mi mano izquierda y emparejo su calor con el de mi mano. A veces siento un intenso deseo de mover las manos hasta casi medio centímetro de distancia del cuerpo. Es como si algo desde el cuerpo de mi paciente me agarrara la mano y tirara de ella.

En una ocasión, mientras trataba a un niño autista de doce años, me sorprendió la seguridad con la que mi mano se fue rauda y directamente hasta un punto de la parte superior de su cabeza. Con una mujer de cuarenta años de edad que tenía osteoporosis, la mano se me fue al coxis y luego al cuello, aunque tenía problemas en toda la columna vertebral.

De vez en cuando siento un fuerte impulso de elevar el flujo de energía. Tengo una paciente tan sensitiva que es capaz de captar el cambio en el mismo instante en que me formulo mentalmente la intención. Aunque yo juraría no haber movido ni un solo músculo, ella me pregunta qué hice exactamente en determinado momento.

En ocasiones, tengo la extraña sensación de que mis manos entran realmente en el cuerpo del paciente para arreglar algo. Los tumores los siento como un tejido duro y extraño, aunque estén fuera de mi alcance. Mientras los trato, siento que se suavizan y se hacen más flexibles, hasta que los percibo como tejidos sanos.

No te desanimes si no consigues captar indicios sensoriales. Aunque pueden ser tranquilizadores al hacerte pensar que algo está ocurriendo realmente, no son esenciales. Quizás comiences a sentirlos con la práctica, o quizás no. Lo importante es el efecto de tu tratamiento sobre el paciente, no cómo te afecte a ti.

CICLAR: a los recién iniciados en mi método se les suele olvidar ciclar. Es normal que tengas que recordártelo de vez en cuando. En el momento en que eso suceda, simplemente continúa desde donde lo dejaste y no te censures por ello. Si eres sincero con tu práctica, irás viendo cómo poco a poco se hace más natural. En mi caso, ciclar es ya algo tan natural en mí que solo me hago consciente de ello cuando algo me pone nervioso.

DEJARSE LLEVAR: como ya he dicho muchas veces, la conciencia de vigilia normal es un impedimento para la sanación; y aquí hay que incluir la desmedida intención de sanar. Despréndete de eso también. Recuerda, tú no eres más que un conducto para la energía.

A veces, cuando estoy trabajando con las manos, todas las fronteras se disuelven y no puedo diferenciar entre el paciente y yo mismo. Aunque gracias a mis experimentos en el laboratorio soy consciente de que esos períodos excepcionales generan ondas coherentes en un geomagnetómetro, sigo sin saber si es en esos instantes cuando tiene lugar la sanación. Me encantaría averiguarlo pero, una vez más, eso solo tiene que ver con mis deseos.

Quizás a ti te resulte fácil entrar en un estado alterado de conciencia. Si es así, esta puede ser una de las recompensas que recibes por tu trabajo. Al tiempo que aprendes del paciente, también aprendes de ti mismo. Todo sanador es único, al igual que todo paciente.

LA EMOCIÓN: el ciclado resulta muy útil para combatir el aburrimiento que se puede generar cuando tienes que estar una hora con las manos sobre alguien. Después de todo, el aburrimiento es una emoción también. Y lo mismo se puede decir del resentimiento, o de cualquier otro sentimiento negativo que pueda surgir durante la interacción entre el paciente y tú. Lo que más me fastidia es que me pregunten: «¿Cuánto va a durar esto? ¿Cuántos tratamientos más hemos de hacer?», como si fuera un incordio que estuvieran obligados a soportar. Recuerda, la emoción es una energía neutral, como la corriente que te llega cuando enchufas la tostadora. Pero, al mismo tiempo, tratar significa elevarse por encima de las reacciones personales hasta un nivel superior donde todo es paz y la sanación puede darse.

ENTRETENIMIENTOS: conversar con el paciente es algo tan opcional como conversar con un taxista. Dado que no quiero que mis pacientes se centren en sus dolencias, a veces me pongo a charlar con ellos para entretenerlos. Pero esto puede hacer que la persona se sienta estafada, si lo que está esperando es un diálogo intenso acerca de sus problemas médicos: «¿Por qué estamos hablando de estupideces? Estoy enfermo. ¡Deberíamos hablar de mí!». Al igual que en cualquier otra interacción personal, convendrá que seas sensible a las señales.

DURACIÓN: aunque mis tratamientos suelen durar una hora, quizás tú prefieras comenzar tratando a la gente durante media hora. A medida que adquieras experiencia, irás descubriendo lo que funciona mejor en tu caso, pero no esperes que la misma talla le encaje a todo el mundo. Hay veces en que mi mano «se apaga» al cabo de unos minutos. No quiere decir que algo esté funcionando mal; quiere decir que lo que tenía que ocurrir en esa sesión ya ha sucedido. Normalmente, en estos casos, prosigo el tratamiento hasta satisfacer las expectativas del paciente, especialmente si ha tenido que venir desde lejos para verme; pero esto es diplomacia, no sanación. En otras ocasiones, la mano se me puede llegar a poner muy caliente; se trata de algo interno, muy profundo, que solo yo puedo sentir. Esa es otra señal de que el tratamiento ha terminado, diga lo que diga el reloj.

DESCONECTAR: en cuanto termino el tratamiento, suelo sentir la necesidad de lavarme las manos con agua fría, como si dijera: «Desconecto. He hecho lo que tenía que hacer. He terminado». Parece que esta es una reacción bastante común entre los sanadores; sin embargo, si en algún momento sintiera esto como una obligación, dejaría de hacerlo antes de que se convirtiera en un ritual.

LA CONTINUIDAD EN LA RELACIÓN SANADOR-PACIENTE

Si la enfermedad amenaza la vida del paciente, puedo hacerle varias sesiones de tratamiento en un mismo día. En la mayor parte del resto de las dolencias tengo la sensación subjetiva de que lo más adecuado es hacer tratamientos cada cinco o siete días. Pero cuando los pacientes tienen problemas «geográficos», los trato a diario mientras se encuentren en mi zona.

Suele ocurrir que, tras una mejoría inicial, transcurren uno o dos tratamientos en los que parece que no ocurre nada. Luego, de repente, el estado del paciente da otro salto en su mejoría. Yo intento mantener las emociones bajo llave. Si alguien me da una muy buena noticia, digo: «¡Qué bien! ¡Me alegra saberlo!». Si alguien me da malas noticias, digo: «De acuerdo, vamos a hacerlo de nuevo y veamos qué ocurre».

A veces, los novicios se sorprenden al conseguir una curación muy rápida (algo así como la suerte del principiante), y esto los lleva a pensar que ya dominan el método: «¡Vaya, ya lo tengo!». Pero poco después descubren que no «lo tienen» en absoluto. Su temprano éxito se debía a su apertura y a su falta de expectativas, que pierden cuando dejan que la conciencia tome el mando. Yo no me veo a mí mismo como un sanador, aunque acepto la etiqueta por comodidad. Hay en mí una parte inocente que siempre se sorprende cuando un enfermo mejora, porque no tengo la sensación de ser yo quien le ha curado. Yo solo soy un conducto, no la Fuente.

Aunque el deseo de sanar a otra persona es algo admirable, es un error involucrarse demasiado con un paciente o una situación. No conviene que lo planifiques todo, que te desplaces ni que hagas todos los sacrificios tú, a menos que se trate de una persona en estado de coma. E, incluso entonces, asegúrate de que la persona principal al cargo del paciente te da su permiso.

Cuidado con aferrarte demasiado a un resultado. No permitas que el deseo de ayudar se convierta en una exigencia por validar tus propias capacidades. Del mismo modo que no será culpa tuya si un paciente fallece, tampoco será por causa tuya si ese paciente se cura.

Todavía no he resuelto el enigma de por qué hay personas que no vuelven al tratamiento, puesto que tal comportamiento no parece guardar relación con el resultado. ¿Acaso no deseaban mejorar? ¿Las habré alejado yo inconscientemente porque sentía que no podía hacer nada más por ellas? ¿Puse en marcha un proceso que terminó curándolas? ¿O fallecieron? Son situaciones que me resultan frustrantes, porque nuestra relación terminó sin que yo pudiera aprender lo que tuviera que aprender.

Acepta el hecho de que no todas las personas que buscan tratamiento quieren curarse realmente. Hay algunas que se acercan a ti por complacer a otras, o incluso por convencerse a sí mismas. Esto ocurre también en el campo de los profesionales de la medicina y la terapia; no es algo exclusivo de la sanación energética.

Considero que un tratamiento ha terminado cuando los análisis médicos habituales indican que la enfermedad ha remitido, o bien a través del informe personal del paciente: «Ya no me duele» o «Antes no podía caminar, pero ahora hasta puedo correr». A veces, los tratamientos parecen alcanzar una cumbre, para luego estabilizarse en una especie de meseta. Cuando ocurre esto, el paciente suele decidir, desde un punto de vista pragmático, que quizás es el momento de dar por concluido el tratamiento. Quizás llegaríamos a una meseta un poco más alta si continuáramos, o quizás no.

Es curioso observar que cuando los animales y los niños se curan, dejan de mostrar interés por ti.

Yo rara vez hago seguimiento de mis pacientes, aunque a menudo son ellos los que me mantienen informado o me indican su satisfacción al remitirme a otras personas.

Por otra parte, conviene que todo sanador mantenga unos límites, dada la inmensa cantidad de enfermedades y de dolor que existen en el mundo y de personas que están pidiendo una solución. Cuando salgo a cenar con mis amigos, sé que podría estar sanando a una persona enferma, pero lo que yo quiero en ese momento es estar con mis amigos. Los médicos se enfrentan a decisiones como esta en todo momento, motivo por el cual existen las clínicas y los hospitales. Dado que la ciencia no comprende todavía los mecanismos subyacentes a la sanación energética, quienes hemos descubierto que somos capaces de sanar seguimos intentando averiguar de qué modo podemos enseñar esta habilidad a otras personas. Lo que me gustaría es que tú aprendieras, y que luego transmitieras lo aprendido a más gente.

LOS INDICIOS DE UN BUEN PRONÓSTICO

Estas son algunas de mis luces verdes y de mis banderas rojas:

> ➤ Una persona joven y básicamente sana es más fácil de curar que una persona mayor con múltiples trastornos.

> ➤ Mi tratamiento resuena mejor con el cáncer, especialmente si es agresivo; sin embargo, no me veo capaz de contrarrestar los daños que la radioterapia y

la quimioterapia causan en la energía natural y en el sistema inmunológico de una persona. A lo mejor a ti se te da mejor. Eso espero.

➤ Las lesiones o heridas por accidentes se tratan mejor si son recientes, antes de que la mente cristalice la idea de lesión o incapacidad.

➤ Cuanto más tiempo precisa una enfermedad para desarrollarse, más tiempo se necesitará y más difícil será la curación. Con trastornos como la artritis, lo más que suelo conseguir es un alivio de los síntomas.

➤ En el tratamiento de adicciones o de problemas psicológicos, insisto en que el paciente participe activamente haciendo ciclos, porque en estos casos estamos tratando con un cambio en el estilo de vida.

➤ El hecho de tener un vínculo estrecho con un paciente incrementa la efectividad de cualquier tratamiento. El desapego del proceso y del resultado no significa que no haya cariño o empatía, aunque se trate de otra paradoja.

➤ Es más probable conseguir buenos resultados con pacientes escépticos y de mentalidad abierta. El hecho de que una persona crea mucho en mí como sanador o crea en los milagros termina convirtiéndose en un obstáculo. La gente con pensamiento mágico suele generar la expectativa de una curación instantánea. Si esto no ocurre, piensa que no ha rezado lo suficiente o que le ha faltado fe, situándose en un ciclo terrible de altibajos ante cualquier resultado bueno o malo, que se exagera como un anticipo del resultado final.

➤ Una persona que se muere por demostrar que estoy equivocado —a veces literalmente— es también un mal paciente. Aquellos que gustan de desacreditar al sanador se basan también en la fe, solo que sus creencias son totalmente opuestas.

➤ También anticipo una bandera roja con todos aquellos pacientes que lo intentan todo con frenesí —vitaminas, acupuntura, naturopatía, fármacos...—. Aunque comprendo su desesperación, probar con todo suele significar no comprometerse con nada.

➤ Yo puedo oler la muerte; no sé explicarlo de otra manera. Y creo que otras personas podrían olerla también si se lo permitieran. En cuanto alguien entra en el proceso de fallecimiento, considero que no es apropiado interferir. Ese es el motivo por el cual Ben no quiso el algodón cargado que le envié.

Me acuerdo de un día que estaba en la habitación de un hospital, junto a un anciano que acababa de tener su tercer ataque cardiaco. Yo sabía que se estaba muriendo, y se suponía que estaba en coma, pero de repente me agarró la mano. Sentí con toda claridad cómo salía la energía de mí, como dando respuesta a su angustiosa necesidad. Aquel hombre vivió probablemente una semana más de lo que debería haber vivido debido a mi contacto. No le hice ningún favor. Hay sanadores que tratan a los moribundos para aliviarles el dolor, pero yo no sé cómo hacer eso.

En otra ocasión, decidí tratar a un ratón de control al que debían de quedarle cinco minutos de vida. Trabajé con él intensamente, dándole todo cuanto tenía, intentando devolverle la vida a «Lázaro». Pero aquello fue un viaje egoico, y el ratón murió de todas formas.

Una de las cosas que me atraen de la sanación energética es que está llena de paradojas y de aparentes contradicciones. Una persona a la que le han diagnosticado un cáncer terminal puede estar muy enferma y, sin embargo, eso no significa que vaya a morir. La sanación es tanto un arte como una ciencia, y muchas de las decisiones que se deben tomar dependen de la conciencia de cada uno.

LA SANACIÓN A DISTANCIA

Aunque yo prefiero el tratamiento directo, con frecuencia les doy algodón cargado a aquellas personas que viven lejos para que lo utilicen entre sesión y sesión, o incluso de manera exclusiva. Por motivos que aún no comprendo, me he dado cuenta de que cargo mejor el algodón si camino de un lado para otro mientras lo sostengo entre las manos. También he comprobado que, si muevo las manos mientras lo cargo, acelero el proceso de generación de calor de un modo que nada tiene que ver con la fricción.

Normalmente, puedo tratar un paquete de algodón en el plazo de media hora, y luego lo envío por correo dentro de una bolsa de plástico, pues parece que el plástico conserva bastante bien la energía. A los pacientes les aconsejo que se deshagan del algodón al cabo de una semana de uso, o bien después de que hayan experimentado una mejoría importante. Como ya he explicado, del mismo modo que se puede condicionar positivamente, el algodón también se puede condicionar en negativo.

Si deseas probar el tratamiento con algodón, asegúrate de que es 100% puro y que no es de material sintético, dado que en algunas tiendas lo enrollan y lo empaquetan igual que el algodón puro. Camina de aquí para allá con él entre las manos mientras haces ciclos. También aquí, no pienses en ello de forma consciente; simplemente, deja que la energía haga el trabajo por ti. Guárdalo en una bolsa de plástico y experimenta con él cada vez que te aqueje un dolor o te lesiones accidentalmente.

En ocasiones, mis alumnos cargan algodón en grupo, bien desplegándolo en una tira y poniendo todos las manos sobre él, o bien extendiéndolo en círculo. Cuando terminan de ciclar y de cargarlo, se lo reparten entre todos.

Mis alumnos también se traen a las prácticas de grupo fotos de personas que necesitan sanación. A veces las pasan alrededor, y otras veces las ponen en el círculo para una sanación de grupo.

Cuando hago sanación a distancia con una foto o una muestra de cabello, también consigo mejores resultados si me muevo de aquí para allá. E igualmente soy muy eficaz cuando me llevo la foto a la cama y duermo con ella; pero, por desgracia, a la mañana siguiente me siento extenuado, como si algo hubiera tomado el mando mientras estaba con la guardia baja. Esto solo lo hago en casos graves, y si no necesito estar fresco al día siguiente para alguna cuestión personal de importancia. Este es otro recordatorio de que los límites personales son esenciales.

SUGERENCIAS PARA OTROS PROFESIONALES DE LA SANACIÓN

Me resulta muy gratificante cuando otras personas que practican la sanación energética me dicen que mi método ha potenciado sus capacidades. Pero, además de esto, me gustaría ofrecerte algunas sugerencias:

1. Entérate bien de las leyes relativas a la medicina alternativa en tu zona.
2. Pide a todos tus pacientes que firmen un consentimiento en el cual no se especifiquen reclamaciones ni promesas.
3. Insta a todas las personas que acudan a ti a que vayan al médico a fin de que les hagan análisis, diagnóstico y tratamiento.
4. Cuando los médicos recomiendan radioterapia o quimioterapia, explícale a tu paciente que la sanación energética quizás no sea compatible con esos procedimientos.
5. No intentes influir en nadie para que opte por tu tratamiento en lugar de por el tratamiento médico prescrito. Lo que tú ofreces es una alternativa, pero es el paciente quien tiene que tomar la decisión.
6. Si hay dinero de por medio, mi consejo es que aceptes los pagos en la forma de una donación, cuya cuantía puedes sugerir tú.

INVOCANDO LA AYUDA DE AUXILIARES

Aunque como sanador no me baso en la fe, entiendo que buscar ayuda en un poder superior pueda serles útil a algunos sanadores para apartar el ego; sin embargo, la fe suele traer consigo mucho equipaje dogmático, y detesto que se le haga creer a la gente que si el tratamiento no funciona, es por alguna deficiencia espiritual suya o por falta de fe. Dado que considero que lo que hago como sanador dispone de una base científica, no me gusta vincularlo con ningún sistema de creencias. Tampoco me gustan los regateos espirituales del tipo: «Si usted me cura, yo le construiré una capilla y rezaré cuatro horas al día».

Hay sanadores que afirman disponer de espíritus guías a través de los cuales canalizan la sabiduría y los poderes curativos. Quizás haya llegado el momento de confesar que Ben también tenía un grupo de espíritus que le acompañaban y que todos, aparte de mí, podían ver. Tenían un aspecto humanoide, sin rasgos faciales, manos ni piernas, como si fueran vestidos con unas sábanas demasiado opacas como para ver a su través.

Otras personas, aparte de nosotros, podían verlos también. En cierta ocasión, al entrar Ben y yo en el apartamento de una médium en Manhattan, la mujer gritó sorprendida: «¡Dios mío, hay siete de ellos!».

Esto fue lo máximo que llegamos a captar al mismo tiempo. En otra ocasión, mientras iba por un sendero con una compañera, vimos lo que en la literatura paranormal llaman un ectoplasma flotante. Ella gritó y quiso echar a correr, pero la tranquilicé diciéndole: «Es solo uno de los Hermanos».

Así es como los llamaba Ben. Nunca llegamos a mitificarlos poniéndoles nombres o dándoles personalidades diferentes. Si Ben quería pedirles ayuda, lo hacía y punto. Era algo que daba por sentado. Eran una presencia, como tú o como cualquier otra persona podría serlo.

Los Hermanos me seguían a veces, cuando Ben no estaba alrededor. Nunca oí voces ni tuve la sensación de que estuvieran escuchándome o interactuando de algún modo conmigo, pero podía sentirlos, veía luces y chispas destellantes.

Así que este es mi pequeño secreto. De vez en cuando —pongamos que una vez al año, si me siento nervioso—, los llamo: «¡Eh, chicos, necesito ayuda!».

Les pedí ayuda el día que di la conferencia ante aquellos investigadores médicos escépticos en los Centros del Cáncer y de Inmunología de la Universidad de Connecticut. Dado que no tenía ni idea de adónde me llevaría todo aquello, les dije a los Hermanos mientras me presentaban: «Vamos a hacerlo bien, ¿vale?». Fue un acto reflejo, casi una situación cómica en la cual pedí ayuda sin valorar cuál podría ser el resultado. Aunque al acabar la conferencia me llevé una atronadora ovación por parte del público, cuando echo la vista atrás y me acuerdo de la decepción que sentí posteriormente con la Universidad de Connecticut, no estoy muy seguro de que lo hiciéramos tan bien. Quizás los Hermanos tienen un sentido del humor un poco retorcido. Si me basara en la fe, diría que tenían un destino mejor para mí, para el cual tenía que pasar primero por la Universidad de Connecticut.

«Hermanos» es un término genérico. No significa amigos. La primera vez que Ben los mencionó yo sabía exactamente de lo que estaba hablando, lo cual no quiere decir que tengan una realidad objetiva. Quizás éramos dos ingenuos viendo nuestra propia versión de elefantes rosas. Pero sí creo que existen fuerzas a las que se puede acceder aparte de uno mismo —energía, inteligencia, información, conciencia—, fuerzas que los Hermanos pueden engendrar. Dirigirme a ellos es lo más parecido a la oración que puedo llegar a hacer. En lugar de invocar a un dios personal, llamo a unos Hermanos personales porque, al menos, ¡a ellos los he visto! No vienen cuando los llamo. No pulso ningún interruptor para llamarlos. Quizás estoy hablando conmigo simplemente, dándome instrucciones. Esto también estaría bien. No pierdo demasiado tiempo dándole vueltas al asunto. No es de mi incumbencia.

UN TRABAJO EN CURSO...

Tanto en el laboratorio como cuando estoy sanando o enseñando, siempre estoy aprendiendo. Comprender y mejorar mi método es un proceso en curso que me apasiona. Quizás me llegue una nueva sensación o una nueva intuición, y eso me conduzca a hacer cambios. Nada de lo que diga o haga ha de quedar definitivamente establecido, ni para mí ni para nadie más.

Al intentar enseñaros, lo único que hago es ofrecer directrices que os ayuden a encontrar vuestro propio método, basado en vuestra experiencia personal, interna y externa. Y, lo más importante, no os quedéis con mis limitaciones. Sólo porque yo no pueda curar verrugas ni resfriados ni a personas que hayan pasado por diversos tipos de intervenciones médicas radicales, no deis por sentado que vosotros sois incapaces de hacerlo. No pongáis vuestra fe en mí. No quiero ser objeto de fe.

Recordad, soy una persona sin fe que se basa en la experimentación y en los datos. Vosotros sois parte de mis experimentos. Tomad lo que necesitéis de este libro y, luego, id y haced las cosas a vuestra manera. Mi existencia no afecta a vuestras habilidades.

Y sed mejores que yo. Eso es lo que debéis hacer.

INVESTIGACIONES

Si la actitud de la física cuántica es correcta... no existe un mundo físico
sustancial en el habitual sentido del término. La conclusión aquí no es
la débil conclusión de que quizás no haya un mundo físico sustancial
sino, más bien, que decididamente no existe el mundo físico.

HENRY STAPP,
físico estadounidense

Este suplemento ofrece una breve visión general de algunos de los temas que se tratan en este libro. No pretende ser un discurso académico ni algo excesivamente detallado; más bien, busca dar al lector cierto sentido histórico de las investigaciones que tuvieron lugar con anterioridad.

Para aquellas personas que gusten de los datos, existen actualmente muchas revistas académicas dedicadas a la investigación de fenómenos como los que se tratan aquí. Probablemente, la más completa sea el *Journal of Scientific Exploration*, la rama editorial de la Sociedad para la Exploración Científica, donde podréis encontrar una amplia variedad de áreas etiquetadas normalmente como «anómalas». A quienes deseen centrarse más en la sanación, yo les recomendaría el

Journal of Alternative and Comprehensive Medicine y también *Explore: The Journal of Science and Healing*.

Estas tres revistas no son más que la punta de lanza de un movimiento en vías de expansión dentro de la ciencia que pretende, en última instancia, investigar áreas tradicionalmente vetadas. Las publicaciones, en la actualidad demasiado numerosas como para mencionarlas todas, no han surgido de la noche a la mañana, sino que se basan en las investigaciones de vanguardia de personas que se rebelaron contra el sistema para recorrer su propio camino, a veces soportando el escarnio de sus compañeros. A algunos de estos rebeldes se los menciona aquí. Entre otros están, aunque no son los únicos, York Dobyns, Dean Radin, Roger Nelson, Peter Sturrock, Robert Jahn o Brenda Dunne, todos ellos destacados miembros de la Sociedad para la Exploración Científica.

DEMOSTRANDO LOS PRINCIPIOS

A pesar del rechazo de la medicina occidental a la sanación con las manos, sus principios subyacentes han sido validados en experimentos realizados en un amplio espectro de disciplinas científicas. Entre otros, tenemos evidencias de la existencia de campos sutiles de bioenergía en torno a los organismos vivos; de la capacidad de la intención consciente para influir en esos campos y de la importancia de la emoción para potenciar los efectos; de la existencia de campos de información que influyen en el comportamiento de una especie, incluida la especie humana; de la prueba de que la intención concentrada en el cerebro de un emisor puede afectar al cerebro del receptor, y de la prueba de que la intención consciente puede generar efectos físicos, independientes del tiempo y de la distancia.

ANTECEDENTES OCCIDENTALES DE LA SANACIÓN ENERGÉTICA

La práctica de la sanación con las manos como recurso médico más que como rito religioso o mágico se remonta al menos a los antiguos griegos.

A Hipócrates (en torno al 460 a. de C.) se le tiene por el padre de la medicina occidental por basarse en la observación aplicada y en el principio de causa y efecto. Resumió su amplia experiencia sanadora de este modo: «Mientras intento aliviar a mis pacientes, tengo la impresión de que mis manos tuvieran una extraña propiedad para extraer y apartar dolores e impurezas diversos de las zonas afligidas».

En el siglo XVI, el médico Theophrastus Bombastus von Hohenheim, conocido históricamente como Paracelso, hablaba de una fuerza solar, magnética y curativa que recorría el universo en forma de ondas. «Munia», como la llamaba, irradiaba según él en torno al cuerpo formando una especie de escudo de luz, y afirmaba que podía transmitirse a distancia. A pesar de las muchas curaciones que se le atribuyeron, Paracelso no solo fue objeto de la burla de sus colegas, sino que también se le inmortalizó despectivamente con el epíteto inglés *bombastic* (que significa «pomposo», «ampuloso»), tomado de su segundo nombre, Bombastus.

Inspirándose en Paracelso, al doctor Franz Anton Mesmer (1734-1815) se le acreditan también muchas y sorprendentes curaciones, como la de liberar de una parálisis a un científico muniqués y de una ceguera a un profesor de universidad, simplemente pasando las manos sobre ellos. Más tarde, sus discípulos descubrirían el hipnotismo mientras experimentaban con estas técnicas, por lo que las curaciones de Mesmer serían descartadas como meros casos de sugestión. En el espíritu de la Ilustración científica, su nombre terminó recibiendo un uso despectivo en el término inglés *mesmerize* (que significa «hipnotizar», «fascinar»), con todas sus connotaciones de influencia indebida.

EL DESCUBRIMIENTO DE LA BIOENERGÍA

Tras la entrada de la medicina moderna en el laboratorio, el descubrimiento de una energía universal con propiedades magnéticas fue un hecho reiterado con el transcurso de los siglos.

En 1791, el profesor de anatomía italiano Luigi Galvani, asimismo investigador de la electricidad, escribió acerca de una fuerza vital, similar a la electricidad y al magnetismo, que parecía irradiar del sol. Esta energía tenía, según él, cierta afinidad con el metal, el agua y la madera; lo impregnaba todo, pulsaba a través del cuerpo humano gracias a la respiración y fluía desde las puntas de los dedos.

En el siglo XIX, el científico e industrial Karl von Reichenbach arriesgó su reputación como descubridor del aceite de creosota y de otros productos químicos al afirmar haber encontrado evidencias de una nueva energía universal a la que llamó «od», en honor al dios del trueno vikingo, Odín. Según él, el «od» circulaba libremente por todo el universo y lo impregnaba todo. Aseguraba que irradiaba del cuerpo humano en un luminoso resplandor y que era vital para la salud. Descubrió que se concentraba en el hierro, el azufre, los imanes y los cristales, y que era conducido por el metal, la seda y el agua. Aunque confirmado por otros investigadores en Gran Bretaña, Francia y Calcuta, el od fue posteriormente desechado por la ciencia ortodoxa, que lo vio como una mancha sobre el brillante expediente de Von Reichenbach.

En 1903, el físico francés Rene Blondlot afirmó haber descubierto una fuerza vital, tanto biológica como universal, a la que llamó «rayos N». Este hallazgo sería experimentalmente confirmado por otros investigadores franceses, que ya destacaron sus muchas similitudes con el od. Al igual que sus predecesores, Blondlot terminaría siendo ridiculizado por sus colegas.

En 1936, Otto Rahn, un bacteriólogo de la Universidad de Cornell, descubrió que una radiación bioquímica de las células vivas jugaba un papel muy significativo en el crecimiento, la división celular y la curación de heridas. Tal como afirmó en *Invisible Radiations of Organisms (Radiaciones invisibles de los organismos)*: «Podría parecer sorprendente que estas radiaciones no hayan sido reconocidas y concluyentemente demostradas antes de ahora. El motivo quizás habría que buscarlo en su bajísima intensidad. El mejor detector sigue siendo el organismo vivo».

En torno a la misma época, el biólogo Harold Burr, de la Universidad de Yale, demostró que todos los sistemas vivos —desde los árboles hasta los ratones y los seres humanos— están moldeados y controlados por campos de fuerza electrodinámicos invisibles, que se pueden medir y cartografiar con voltímetros normales y corrientes. Él los llamo «campos de vida», o «campos-V», y creía que su voltaje podía utilizarse para diagnosticar enfermedades físicas y mentales antes de que desarrollaran síntomas. Validó esta teoría mediante la comparación de los campos-V de ratones inoculados con cáncer con los correspondientes a los ratones sanos de un grupo de control.

Un colega de Burr, el doctor L. J. Ravitz, amplió estos hallazgos para demostrar que la emoción era energía en movimiento. Aseguraba que se trataba de una energía eléctrica, y descubrió una conexión entre los estados de baja energía y enfermedades como el cáncer, el asma, la artritis y las úlceras.

Ya he hablado de los descubrimientos de Wilhelm Reich en la década de 1940 sobre una energía universal a la que denominó «orgón».

En la década de 1970, Fritz-Albert Popp, un físico alemán, descubrió que todos los organismos vivos irradian constantemente minúsculas corrientes de luz a las que llamó «emisiones de biofotones». Explicó que estas emisiones eran estables en intensidad a menos que el organismo estuviera enfermo. Los pacientes de cáncer, por ejemplo, emitían menos fotones, como si sus baterías se estuvieran agotando. También descubrió que los organismos utilizaban estas emisiones de luz como una forma de comunicación.

Posteriormente, Konstantin Korotkov, físico ruso, desarrollaría un sofisticado equipo para medir los campos bioenergéticos de Popp, y los médicos rusos comenzaron a utilizar este aparato para diagnosticar enfermedades como el cáncer. Korotkov midió el halo de diversos sanadores mientras transmitían energía, y descubrió que se daban cambios destacados en la intensidad de sus emisiones, un dato coherente con lo que Ben y yo habíamos descubierto trabajando con un dispositivo Kirlian.

COMUNICACIÓN CON LAS MÁQUINAS

En la ciencia convencional, con su fuerte sesgo materialista, se tiene a la conciencia como a una aguafiestas.

Cada vez que aparece en un experimento, se considera que los resultados están contaminados porque son subjetivos, y no objetivos. Sin embargo, recientemente, este rechazo a la conciencia en el laboratorio ha sido cuestionado en muchas disciplinas.

Uno de los fundadores de la Sociedad para la Exploración Científica fue el físico aeroespacial Robert Jahn, decano emérito de la Facultad de Ingeniería y Ciencias Aplicadas de la Universidad de Princeton y miembro del Comité Asesor de Ciencia y Tecnología Espacial de la NASA. Jahn se sintió atraído por las investigaciones anómalas a través del proyecto de un alumno que parecía demostrar que los seres humanos podían, mediante la sola intención, afectar las operaciones de los generadores de eventos aleatorios.

Un generador de eventos aleatorios es como lanzar una moneda al aire, pero a muy alta velocidad. Es un aparato que, en lugar de caras y cruces, genera pulsos que se convierten en unos y ceros, el lenguaje de los ordenadores. Para comprobar los efectos de la conciencia sobre la máquina, un sujeto humano intenta influir en el generador de eventos aleatorios para que produzca más caras o más cruces de lo que las leyes estadísticas permitirían. Con pequeñas muestras, cualquier desviación carecería de sentido. Sin embargo, si se lanza la «moneda» al aire doscientas veces por segundo y se obtienen millones de respuestas, incluso la más pequeña desviación del azar se convierte en un dato estadísticamente significativo.

Y eso es lo que ocurrió con el proyecto de aquel alumno. Suponiendo que aquellos datos positivos pudiesen ser atribuidos a un error de diseño, Jahn fue haciendo más estrictos los protocolos a fin de que fuesen infalibles. Pero no hubo cambios. Los experimentos continuaron hasta que se encontró una pequeña pero replicable correlación estadísticamente significativa entre la intención del operador humano y los resultados del generador.

Con el tiempo, el alumno se graduó, dejando a Jahn con aquellos intrigantes hallazgos, ¡un caso típico de «ahora eres mío»! A pesar de ser uno de los científicos aeroespaciales más importantes de Estados Unidos, investigó incansablemente los controvertidos datos, creando para ello el Laboratorio de Investigación de Anomalías en Ingeniería de Princeton. Durante los veintinueve años que estuvo operando este centro, Jahn y su directora de laboratorio, Brenda Dunne, junto con un buen número de investigadores de increíble talento, produjeron una inmensa base de datos con evidencias que sustentaban los hallazgos.

En un destacado estudio de doce años de duración participaron más de un centenar de operadores en mil quinientas series experimentales, que dieron lugar a más de un millón de pruebas, empleando cuatro tipos de generadores de eventos aleatorios bajo diversos protocolos diferentes. Los datos positivos que apoyaban la interacción entre el ser humano y la máquina siguieron siendo coherentes cuando los voluntarios se encontraban a miles de kilómetros de los generadores, eliminando de este modo la distancia como factor. La coherencia persistió incluso cuando los voluntarios ejercieron su influencia *antes* de poner en marcha las máquinas. El hallazgo más asombroso, demostrado en alrededor de ochenta y siete mil experimentos, consistió en que los voluntarios podían, con la mera intención, provocar efectos en los hallazgos entre tres días y dos semanas *después* de que las máquinas hubieran dado sus resultados. De hecho, los experimentos que implicaban un «desplazamiento temporal» tuvieron incluso más éxito, ¡con indicios de que tanto el pasado como el futuro pueden ser fluidos!

Los participantes solían comentar haber tenido la sensación de convertirse en uno, o de enlazarse, con sus máquinas. Las parejas de operadores con un vínculo emocional incrementaban espectacularmente los resultados positivos hasta multiplicarlos por siete. No era solo Albert + Betty = 2, sino Albert + Betty = 2 + + + + + +.

Entre 1976 y 1999, el laboratorio de Jahn generó también un amplísimo banco de datos que apoyaban la visión remota.[1] En seiscientos cincuenta y tres experimentos, utilizando técnicas analíticas incisivas, los investigadores generaron datos que confirmaban la capacidad de los seres humanos para dar y recibir información a distancia con una probabilidad contra el azar de aproximadamente tres entre diez mil millones. Para conseguir resultados positivos, el emisor y el receptor no necesitaban coordinar sus esfuerzos en el tiempo (tal como habíamos descubierto Dave Krinsley y yo cuando, inadvertidamente, enviamos y recibimos la información con tres horas de diferencia). Algo no físico parecía estar ocurriendo, algo que conectaba las conciencias más allá del espacio y del tiempo.

En otros experimentos con generadores de eventos aleatorios, el psiquiatra californiano Richard Blasband demostró el efecto de las emociones sobre los generadores. En 1993, instaló un generador en su despacho durante un total de treinta y nueve sesiones de terapia, con ocho pacientes voluntarias, a una distancia de algo más de tres metros. Las sesiones se grabaron también en vídeo mediante una videocámara ubicada discretamente, que proporcionaba una retroalimentación sincronizada. El análisis de los datos combinados indicó que el generador de eventos aleatorios diferenciaba tres estados psicológicos: neutro, cuando el psiquiatra y la paciente estaban conversando; un rendimiento sumamente elevado, que daba lugar a un ascenso en los gráficos, cuando la paciente se enfurecía o se regocijaba, y un rendimiento reducido, que generaba un descenso en los gráficos, cuando la paciente lloraba, estaba ansiosa o deprimida.

Tanto en el laboratorio de Jahn como en los experimentos de Blasband, bien la intención o bien la emoción de los seres humanos era la causa primordial de efectos físicos mensurables y replicables. Los investigadores extrajeron la teoría de que se había demostrado la existencia de una resonancia inexplicable entre los seres humanos y las máquinas. A través de millones de experimentos, los investigadores del laboratorio de Jahn llegaron a la conclusión de que cualquier definición de la realidad debería de incluir el influjo de la conciencia como agente activo, al menos en términos de igualdad con el papel de los sentidos.

COMUNICACIÓN CON LAS PLANTAS

En 1973, el bestseller *The Secret Life of Plants (La vida secreta de las plantas)* documentaba los experimentos de Cleve Backster, un experto norteamericano en el detector de mentiras, en los que se demostraba que las plantas también se veían afectadas por la intención humana.[2] En 1966, Backster había descubierto accidentalmente que su polígrafo parecía medir la reacción de las plantas de su despacho ante sus pensamientos y sentimientos. Para comprobar esta observación, se le ocurrió la idea de quemar una hoja de la planta a la que había adherido el electrodo. En el mismo instante en que formuló ese pensamiento, los registros del polígrafo reflejaron una alarma extrema en la planta.

En posteriores experimentos, Backster descubrió que la distancia no parecía afectar a las aparentes capacidades de las plantas, que captaban sus intenciones con respecto a ellas incluso a cientos de kilómetros de distancia. En una ocasión en que improvisó una comida en su oficina, en la que frió camarones vivos en una habitación aparte, las plantas conectadas a los electrodos respondieron con alarma ante la muerte de los crustáceos. A partir de este y de otros experimentos, llegó a la conclusión de que las plantas estaban en comunicación constante con todos los organismos que las rodeaban.

Aunque sus hallazgos fueron replicados por otros investigadores, Backster fue ridiculizado, como no podía ser de otro modo, por la comunidad científica, desprecio que se hizo patente al ser elegido por la revista *Esquire* para uno de sus Premios a los Logros Sospechosos de 1975, diciendo: «El científico afirma que el yogur habla consigo mismo».[3] Al menos, *Esquire* no le retiró el calificativo de científico, cosa que otros críticos sí hicieron a pesar de haber utilizado protocolos de laboratorio perfectamente adecuados.

Más o menos en la misma época en la que Backster estaba investigando con plantas y polígrafos, el químico Robert Miller logró demostrar que la intención, a distancia, tenía también efectos en el crecimiento de las plantas. Para ello, utilizó los servicios del ingeniero aeronáutico Ambrose

Worrall y de su mujer, Olga, ambos afamados sanadores, que se ofrecieron voluntariamente para el experimento.

En la noche del 4 de enero de 1967, Miller dio instrucciones a los Worrall para que tuvieran en sus pensamientos los brotes de césped de un semillero durante su habitual sesión de oración de las nueve en punto. Los brotes estaban bajo llave en el laboratorio de Miller, en Atlanta, en tanto que los Worrall se encontraban en Baltimore, a casi mil kilómetros de distancia. Durante varias horas antes del experimento, un trasductor electromecánico había estado registrando un crecimiento estable de los brotes de 6,25 milésimas de pulgada por hora. Exactamente a las nueve en punto, el crecimiento de los brotes comenzó a acelerarse y, cuando llegó la mañana, había registrado 52,5 milésimas de pulgada por hora, ¡un incremento del 840%! Cuando se les preguntó a los Worrall cómo habían hecho aquella hazaña, dijeron que habían visualizado a las plantas inundadas de luz y energía.[4]

CAMPOS DE INFORMACIÓN BIOLÓGICOS

Como demostraron tanto Popp como Backster, los organismos con los que investigaron estaban en comunicación constante con otros organismos mediante unos sistemas sutiles y sofisticados que, en términos humanos, podríamos denominar telepatía o percepción extrasensorial.

El concepto de campos de información, mentes grupales o inconsciente colectivo entre las especies existe en los límites de la biología desde que Darwin presentara su teoría de la evolución basándose enteramente en principios mecanicistas. Como cofundador de la evolución, el naturalista Alfred Russel Wallace protestó: «Las causas materiales, por sí solas, no podrían dar cuenta del origen de la vida, del origen de nuevas especies, de la creación de la conciencia humana ni de los inicios de la cultura». Para llenar los vacíos que observaba en la teoría de la evolución, Wallace postuló la existencia de cierta «fuerza impulsora, conformadora, directriz, diseñadora o volitiva» que solo podría proceder del «invisible universo del espíritu».[5] Y, aunque Darwin venció con facilidad el debate en el siglo XIX, durante todas las décadas que lo siguieron se han ido reuniendo evidencias de que, tal como afirmaba Wallace, la visión mecanicista de Darwin no lo explicaba todo.

En 1953, el biólogo británico sir Alister Hardy publicó un artículo titulado «Biology and Psychical Research», en el cual sugería que los animales podían compartir información evolutiva vital para su desarrollo a través de una mente grupal que él describía como «una especie de cianotipo psíquico entre los miembros de una especie». Hardy especulaba también que todas las especies podrían estar vinculadas en una mente cósmica, capaz de portar información evolutiva a través del espacio y el tiempo.[6]

Las evidencias de esta mente grupal son particularmente asombrosas entre los insectos, como muchos investigadores han descubierto de forma independiente. En el caso de las abejas y de las hormigas, las acciones de sus individuos están tan bien coordinadas dentro del grupo que muchos científicos se refieren a ellas colectivamente como superorganismos. Las colonias de hormigas cosechadoras construyen caminos radiales hasta los lugares de recolección de hasta ochocientos metros. Cuando uno de los caminos queda bloqueado, las hormigas policía llegan en una falange para construir un desvío. Lo sorprendente es que en los experimentos se ha comprobado, mediante cronómetros, que estas hormigas aparecen en el lugar antes de que se haya podido dar la alarma mediante los medios sensoriales o químicos conocidos.[7]

Para ocultarse de sus depredadores, los minúsculos flátidos coral y verde se ordenan en las ramas de los árboles de tal modo que asemejan una flor con la punta verde; y, si se les molesta, la colonia se reorganiza al instante como una bien ordenada sección de tarjetas de memoria. ¿De qué modo aprenden los individuos este truco de coordinación? ¿Cómo se las ingenian para transmitir su aprendizaje de una generación a otra de tal modo que se siguen reproduciendo el número exacto de insectos con los tonos precisos, la mitad rosa y la mitad verde?[8]

El biólogo británico Rupert Sheldrake ha intentado explicar estos fenómenos a través de la teoría del campo morfogenético, presentada en *Una nueva ciencia de la vida*,[9] en 1987. Según él, cada miembro de una especie hereda, junto con el ADN, un campo de información invisible (un banco de memoria o cianotipo) específico de su propia especie. Este banco de memoria dirige el desarrollo del embrión utilizando el ADN como bloque físico de construcción, pero continúa guiando el comportamiento del organismo a lo largo de toda su vida absorbiendo y haciendo circular la experiencia de todos los miembros de la especie del pasado y el presente. Por tanto, cuantos más miembros de una especie aprenden a hacer algo, con más rapidez aprenderá el resto la misma tarea, hasta que quede fijada genéticamente.

En la década de 1920, el psicólogo William McDougall, de la Universidad de Harvard, colocó a treinta y dos generaciones de ratas blancas en un tanque de agua con dos pasadizos de salida. Uno de los pasadizos estaba iluminado, pero producía una descarga eléctrica al pasar por él, en tanto que el pasadizo oscuro era el más seguro. A pesar de que McDougall iba alternando los pasadizos, el aprendizaje tuvo lugar cuando una rata descubrió que iluminación significaba siempre descarga eléctrica.

Aunque a algunas ratas de la primera generación les costó trescientos treinta descargas realizar el aprendizaje, la última generación aprendió casi un 90% más rápido que la primera. Sin embargo, el psicólogo se percató del «hecho perturbador» de que las ratas de control de una camada genéticamente no relacionada también habían acelerado su velocidad de aprendizaje. Cuando los experimentos de McDougall fueron repetidos por F. A. E. Crew, de Edimburgo, la primera generación de ratas comenzó con el promedio de puntuaciones que las de McDougall habían alcanzado después de treinta generaciones; había incluso algunas que salían del tanque de agua a la primera sin recibir ni una sola descarga.

Según Sheldrake, las ratas no relacionadas eran capaces de aprender una habilidad con mayor rapidez debido, simplemente, a que otras ratas la habían aprendido previamente; se trataba de una habilidad que cada miembro de la especie heredaba a través del campo morfogenético. Sheldrake denomina a esto «resonancia mórfica».[10]

Mi teoría de vínculo por resonancia sugiere también que los organismos vinculados disponen de medios para compartir la información, con independencia de la distancia, como si lo recogieran del aire, generando resultados físicos observables. Al igual que la resonancia mórfica, esto ayudaría a explicar el «hecho perturbador» de McDougall de que sus ratas de control parecieran aprender al mismo tiempo que las ratas experimentales. El vínculo por resonancia se diferencia de la resonancia mórfica en que no es específico de la especie. En mis experimentos, algunos, pero no todos, de los ratones de control pudieron absorber el tratamiento con las manos que se les aplicó a los ratones experimentales. ¿Sería la conciencia humana, en forma de intención y empatía, la carta de triunfo que vinculó selectivamente a un grupo de ratones del cual otros fueron excluidos?

COMPORTAMIENTO HUMANO GRUPAL

Yo elegí estudiar sociología en lugar de psicología porque creo que esta última, con su excesivo énfasis en el individuo, es una sociología reduccionista. Lo que me fascinaba entonces, y me sigue fascinando, son los patrones sociales que indican que existen fuerzas mayores operando sobre el comportamiento humano.

Émile Durkheim (1858-1917) suele ser considerado el padre de la sociología debido a que estudió los procesos que mantienen unida a una sociedad y los que provocan su hundimiento. En su libro *El suicidio*,[11] publicado en 1897, demostró que los patrones de suicidios en las sociedades eran sorprendentemente regulares, observación que se tiene por cierta incluso hoy en día. Si sigues los datos de suicidios en Estados Unidos, descubrirás que Nevada tiene tres veces más muertes por suicidio por cada cien mil habitantes que Nueva Jersey, año tras año. Y podrías poner líneas telefónicas para ayudar a las personas que se plantean quitarse la vida, llevártelas de allí, inundar el estado de psiquiatras, recoger datos en períodos de guerra y de paz, y no cambiaría nada.[12]

Las implicaciones de este hecho pueden parecer bastante extravagantes. Si te encuentras a Jonathan de pie en la repisa de un hotel en Nevada y le convences para que se baje de ahí, habrás salvado una vida... ¡o bien habrás condenado a morir a Fred, porque ahora tendrá que saltar él para que la cuota anual de suicidas del estado se mantenga estable! Todos rechazamos este punto de vista porque preferimos vernos como personas que actúan de forma individual que como parte de un colectivo. No obstante, todo comportamiento humano se basa en las interacciones. No existe el individuo aislado, a menos que hayas nacido sin padre y madre y no hayas conocido nunca a nadie. Si pones a dos personas juntas, crearán una nueva entidad social que no es solo la suma de esas dos personas. Por utilizar una analogía química: aunque lo sepas todo sobre el hidrógeno y todo sobre el oxígeno, seguirás sin saber nada del agua, que es lo que consigues cuando juntas hidrógeno y oxígeno.

Durkheim aplicó la misma lógica al delito, que él consideraba parte normal, incluso parte funcional, de la sociedad porque reforzaba el orden social entre los no transgresores. Las estadísticas de delitos también se mantienen sorprendentemente estables, con ciudades en las que las tasas de delitos son consistentemente elevadas y barrios con tasas consistentemente bajas. Los inmigrantes se instalan normalmente en áreas de transición, de elevado nivel delictivo, porque es lo que se pueden permitir. Pongamos que son italianos. Como grupo étnico, se acusará a los italianos de las altas tasas de delitos. Cuando llegue otra oleada de inmigrantes

–por ejemplo, puertorriqueños–, los italianos se trasladarán a barrios más estables, donde se integrarán sin elevar los índices de delitos. Y, ahora, la culpa de los altos niveles de criminalidad en esa zona de transición se la echarán a los puertorriqueños.

El delito no está en función de un grupo étnico u otro, ni siquiera de condiciones que pudieran ser fácilmente medibles, como unos ingresos bajos. Pongamos, por ejemplo, a Phoenix, Arizona. Cuando te bajas del avión, después de dejar atrás el aguanieve y la melancolía de los días invernales de Nueva York, el sol brilla y todo el mundo está sonriendo; pero Phoenix está fuera de control en cuestión de delitos porque nadie vive allí. Phoenix es en realidad una zona de transición en la cual todo el mundo está de paso hacia algún otro lugar, circunstancia que no beneficia a nadie salvo a los agentes inmobiliarios. Y lo mismo ocurre con Nevada, que tiene unos altos índices delictivos, además de suicidios. Eso es porque Nevada es en el nivel de los estados lo que Phoenix es en el nivel de las ciudades: una zona de transición con escaso sentido de comunidad.

Estos son los efectos de las leyes de Durkheim sobre el orden social. Ahora los sociólogos consideran su vanguardista trabajo como algo normativo a la hora de pensar en términos de patrones sociales.

MIDIENDO LA ACTIVIDAD CEREBRAL

En un estudio del año 2005 realizado por investigadores de la Universidad Bastyr y de la Universidad de Washington, se utilizaron electroencefalógrafos (EEG) y aparatos de imágenes por resonancia magnética (IRM) para comprobar si existía alguna correlación entre la actividad cerebral de parejas de seres humanos vinculados. Cuando el cerebro del emisor se activaba, el del receptor mostraba idéntica actividad cerebral, como si ambos estuvieran viendo las mismas imágenes.[13]

En un estudio previo con EEG, el neurofisiólogo Jacobo Grinberg-Zylberbaum, de México, descubrió que los participantes con los patrones cerebrales más ordenados tenían más probabilidades de llevar a sus pares a una actividad cerebral sincronizada, pero solo si se habían vinculado previamente. En estudios similares, se demostró que la respuesta del receptor solía anticiparse a la actividad del emisor.

Estos resultados, citados en *El experimento de la intención* (2007) por la periodista científica Lynne McTaggart, confirman los experimentos con EEG e IRM a los que fui sometido y en los que afecté las ondas cerebrales de los receptores cuando me hallaba en modo de sanación.[14]

Hablando de la importancia de la coherencia cerebral, McTaggart afirma: «Tal como diría un científico, la coherencia es como comparar los fotones de una bombilla de 60 vatios con el sol. Normalmente, su luz es extraordinariamente ineficiente. La intensidad de la luz de la bombilla es solo de un vatio por centímetro cuadrado de luz... Pero, si consigues que todos los fotones de esta pequeña bombilla se hagan coherentes y resuenen armónicamente entre sí, la densidad de energía de una sencilla bombilla sería miles de millones superior a la de la superficie del sol».[15]

Mis propias sensaciones de ser capaz de acceder a una fuente de energía exterior, a intervalos, también fueron confirmadas por el físico Elmer Green, que descubrió que

La Curación ENERGÉTICA

los sanadores, cuando se concentran, desprenden energía electrostática, generando oleadas cien mil veces superiores a lo normal. Green también observó que las pulsaciones procedían del abdomen.[16]

LA SANACIÓN ENERGÉTICA

A lo largo de este libro, he mencionado en varias ocasiones los innovadores experimentos de Bernard Grad en sanación energética.

Elizabeth Targ, otra colega con la que planeaba hacer investigaciones antes de su prematuro fallecimiento, también hizo contribuciones importantes en este campo. Siendo psiquiatra en el Centro Médico del Pacífico, en San Francisco, Targ diseñó un estudio de doble ciego en 1999 en el cual sanadores experimentados de todo Estados Unidos enviaban pensamientos sanadores a unos enfermos terminales de sida a los cuales ni siquiera conocían. Cada sanador recibió solo el nombre, la foto y el número de células T del paciente al que tenía que tratar. Se le dieron instrucciones para que dedicara una hora al día durante seis días, enviando sus intenciones sanadoras al paciente.

Después, cada sanador recibiría un nuevo paciente hasta que todos los pacientes hubieran sido tratados por todos los sanadores. Al término del estudio, los diez pacientes del grupo tratado seguían vivos y en un estado mucho mejor que la población de control, el 40% de los cuales ya había fallecido. En un segundo estudio, en el que se duplicó el tamaño del grupo experimental, se produjeron los mismos resultados.[17]

En su libro, McTaggart describe algunos de los otros «ciento cincuenta estudios, variados en cuanto a rigor científico»,[18] que se han hecho sobre sanación remota. En algunos se utilizó a sanadores occidentales, en otros a sanadores orientales; unos emplearon la oración, otros eran meditadores, otros trabajaban en grupos, y todos ellos hicieron uso de la intención.

Al igual que en mis propios trabajos, entre los indicadores coherentes del éxito de la sanación estuvieron: el comienzo del tratamiento con una clara intención de sanar, un estado alterado de la conciencia, la habilidad para llevar al cerebro a un estado máximo de concentración, la sensación de unidad con la persona u organismo que se desea sanar, la sensación de estar en contacto con una fuente de energía externa y la supresión del ego con el fin de hacerse a un lado.

EL EFECTO CUÁNTICO

Las investigaciones en física cuántica —en la estructura interna de los átomos que constituyen todo en el mundo físico— han socavado decisivamente la afirmación de la ciencia materialista de presentar una descripción completa de la realidad. Los objetos no están compuestos por gránulos de materia, tal como pensaban los científicos, sino de paquetes no materiales de energía denominados cuantos o partículas. Las mesas, las naranjas e incluso las personas son, por tanto, objetos no materiales, campos de energía concentrada que parece sólida debido, simplemente, a lo rudimentario de nuestros sentidos.

En el extraño mundo interior del átomo, los investigadores han descubierto que los cuantos no disponen de capacidad alguna para actuar de modo individual, sino solo como parte de un campo. Si disparas una bala contra una diana, podrás predecir dónde impactará, en tanto en cuanto conozcas todos los factores físicos implicados. En cambio, si impulsas una partícula, es imposible que sepas dónde impactará, por mucho que sepas del proceso. Sin embargo, si impulsas un puñado de partículas, podrás predecir un patrón estadístico acorde con las leyes de la probabilidad. Dicho de otro modo, las causas en el mundo cuántico no producen efectos individuales. Más bien, es la interacción del campo total la que origina un resultado probable.

Los físicos cuánticos han descubierto también que la objetividad total en el laboratorio, sin reconocer la influencia de la conciencia, es una ilusión. Por ejemplo, si dos electrones se entrelazan y se asocian, uno de ellos siempre girará en la dirección de las manecillas del reloj, en tanto que el otro lo hará en la dirección contraria. ¿Qué determina la dirección de rotación de cada partícula? El mero acto de medirla. La conciencia del físico genera el resultado: lo que se conoce como el efecto del observador.

Normalmente, los electrones viajan en órbitas y ondas de probabilidad que ofrecen un infinito número de probabilidades. Es nuestra observación la que causa que una onda de probabilidad colapse, creando así un acontecimiento. Esto sugiere que es la conciencia humana, individual y colectivamente, quien genera lo que llamamos realidad.

En cuanto un par de electrones se entrelazan, permanecen tan interconectados que siguen actuando como una única entidad aunque se separen en el espacio. Si un físico en Londres mide el giro de uno de los electrones del par, determinando que su rotación es como la de las manecillas del reloj, se comprobará instantáneamente que su compañero en Nueva York gira en dirección contraria, o viceversa. Este efecto —lo que Einstein denominó «acción espeluznante a distancia»— tiene lugar con independencia de lo distantes que estén los electrones, y ha generado uno de los mayores enigmas de la física cuántica: ¿cómo puede saber una partícula, a mayor rapidez que la velocidad de la luz, la dirección de rotación asumida por su asociada para que siempre gire en la dirección opuesta? Una vez más, nos encontramos con un efecto similar al de la telepatía humana.

Estos hallazgos no son meras abstracciones diseñadas para desafiar la lógica de los sesudos teóricos. Los procesos cuánticos se hallan en la base de inventos tan útiles como el transistor, el láser y el microchip. Y dado que todo en nuestro mundo sensorial, incluso nosotros mismos, está compuesto por cuantos, será razonable suponer que estos principios operan también en el mundo físico.

La comunicación a distancia, el poder de la intención consciente y los efectos del campo cuántico son cruciales en la sanación energética. Aunque estos principios se han demostrado en el laboratorio, la cultura occidental aún no los ha incorporado en su pensamiento cotidiano.

Cuando lo hagamos, la sanación energética ya no parecerá tan extraña.

NOTAS

CAPÍTULO 5: EL APRENDIZ DE BRUJO

1. Ruth Montgomery, *A Search for the Truth* (Nueva York: Fawcett, 1985).
2. Bernard Grad, «The Dynamics of Healing: Altered States, Ritual, and Medicine» (conferencia en la American Society of Psychical Research, Nueva York, NY, 7 de abril de 1991); «An Anatomy of Healing», *ASPR Newsletter* 18, n.º 1:2; y «Some Biological Effects of the Laying On of Hands: A Review of Experiments with Animals and Plants», *Journal of the American Society for Psychical Research* 59: 95-127.
3. Grad, «The Dynamics of Healing»; «An Anatomy of Healing»; y «Some Biological Effects».
4. La investigación de Smith es tratada en: Richard Gerber, *Vibrational Medicine: New Choices for Healing Ourselves* (Santa Fe, NM: Bear & Co., 1988), 299-300.
5. Dolores Krieger, «Therapeutic Touch: The Imprimatur of Nursing», *American Journal of Nursing* 75, n.º 5 (mayo de 1975): 784-787.

CAPÍTULO 6: LA ENCRUCIJADA

1. Leonard J. Lerner, Albert Bianchi y Margaret Dzelzkalns, «Effect of Hydroxyurea on Growth of a Transplantable Mouse Mammary Adenocarcinoma», *Cancer Research* 26 (noviembre de 1966): 2297-2300;

y Charles River Laboratories, «A Catalog of In-Vitro Cell Lines, Transplantable Animal and Human Tumors and Microarrays», (Frederick, MD: National Cancer Institute, 2010).

CAPÍTULO 9: ENIGMAS
1. Bernard Grad, «Healing by the Laying On of Hands: Review of Experiments and Implications», *Pastoral Psychology* 21 (1970): 19-26.

CAPÍTULO 10: TIEMPO MUERTO
1. Russell Targ y Harold Putoff, *Mind-Reach: Scientists Look at Psychic Abilities* (Nueva York: Dell, 1978).

CAPÍTULO 11: MÁS PLURIEMPLEO CON RATONES
1. William F. Bengston y David Krinsley, «The Effect of the 'Laying On of Hands' on Transplanted Breast Cancer in Mice», *Journal of Scientific Exploration* 14, n.° 3 (otoño de 2000): 353-364.
2. Andrew Greeley, *The Sociology of the Paranormal,* Studies in Religion and Ethnicity, vol. 3 (Beverly Hills, CA: Sage Publications, 1975).
3. Bernie Siegel, *Love, Medicine and Miracles: Lessons Learned about Self-Healing from a Surgeon's Experience with Exceptional Patients* (Nueva York: Harper & Row, 1986).

CAPÍTULO 13: EUREKA
1. Henry K. Beecher, «The Powerful Placebo», *Journal of the American Medical Association* 159, n.° 17 (1955): 1602-1606.
2. Andrew Weil, *Health and Healing* (Boston: Houghton Mifflin, 1983).
3. William F. Bengston y Margaret M. Moga, «Resonance, Placebo Effects, and Type II Errors: Some Implications from Healing Research for Experimental Methods», *Journal of Alternative and Complementary Medicine* 13, n.° 3 (mayo de 2007): 317-327.

CAPÍTULO 14: HABLANDO CON MÁQUINAS
1. William F. Bengston, Margaret M. Moga, «Resonance, Placebo Effects, and Type II Errors: Some Implications from Healing Research for Experimental Methods», *Journal of Alternative and Complementary Medicine* 13, n.° 3 (mayo de 2007): 317-327.
2. William F. Bengston, Margaret M. Moga, «Anomalous DC Magnetic Field Activity during a Bioenergy Healing Experiment», forthcoming in *Journal of Scientific Exploration*.

3. Luke Hendricks, William Bengston, Jay Gunkelman, «The Healing Connection: EEG Harmonics, Entrainment, and Schumann's Resonances», *Journal of Scientific Exploration*.

CAPÍTULO 15: «¿CÓMO ES QUE NO LE HAN DADO EL PREMIO NOBEL?»
1. Dolores Krieger, «Therapeutic Touch: The Imprimatur of Nursing», *American Journal of Nursing 75,* n.º 5 (mayo de 1975): 784-787.
2. Tomado del ejemplar personal del autor de *The Holy Bible, King James Versión,* 1611, British and Foreign Bible Society (Londres: Cambridge University Press, sin fecha de edición).
3. La cita de Rahn es de W. Edward Mann, *Orgone, Reich, and Eros: Wilhelm Reich's Theory of Life Energy* (Nueva York: Touchstone Books, Simon and Schuster, 1973), 106.

APÉNDICE B: INVESTIGACIONES
1. Robert G. Jahn y Brenda J. Dunne, «The PEAR Proposition», *Journal of Scientific Exploration* 19, n.º 2 (2005): 195-245.
2. Peter Tompkins y Christopher Bird, *The Secret Life of Plants* (Nueva York: Harper & Row, 1973).
3. Mencionado en: Lynne McTaggart, *El experimento de la intención*, Editorial Sirio, 2012.
4. El experimento de Miller/Worrall está comentado en: Richard Gerber, *Vibrational Medicine: New Choices for Healing Ourselves* (Santa Fe, NM: Bear & Co., 1988), 313-314.
5. La teoría de Wallace está mencionada en: Richard M. Restak, MD, *The Brain: The Last Frontier* (Nueva York: Warner Books, 1980) 76-77, 87.
6. Alistair Hardy, «Biology and Psychical Research», *Proceedings of the Society for Psychical Research* 50, n.º 183 (1953).
7. Ver: Lyall Watson, *Supernature: A Natural History of the Supernatural* (Londres: Sceptre, un sello de Hodder and Stoughton Paperbacks, 1986), 249-250.
8. La comunicación de los insectos la trata: Colin Wilson, *The Occult* (Londres: Grafton Books, 1979), 159-163.
9. Rupert Sheldrake, *A New Science of Life: the Hypothesis of Formative Causation* (Los Angeles: J. P. Tarcher Inc., 1987), 186-9.
10. Los experimentos de McDougall con ratas los menciona Sheldrake, en *A New Science of Life,* 186-189.
11. Émile Durkheim, *Suicide: A Study in Sociology,* ed. George Simpson, trans. John A. Spaulding (Nueva York: Free Press, 1997).

12. Las estadísticas del suicidio proceden de los Centers for Disease Control's National Center for Health Statistics: *cdc.gov/nchs*

13. El estudio de la Bastyr University lo menciona McTaggart en *El experimento de la intención*.

14. El estudio de la ciudad de México lo menciona McTaggart en *El experimento de la intención*.

15. McTaggart, *El experimento de la intención*.

16. Los hallazgos de Green son mencionados por McTaggart en *El experimento de la intención*, 23-24.

17. El estudio de Targ es mencionado por McTaggart en *El experimento de la intención*.

18. McTaggart, *El experimento de la intención*.

ÍNDICE